ANCA-assoziierte Vaskulitiden: GPA, MPA und EGPA

UNI-MED

UNI-MED Verlag AG
Bremen - London - Boston

Moosig, Frank:
ANCA-assoziierte Vaskulitiden: GPA, MPA und EGPA/Frank Moosig und Julia U. Holle.-
2. Auflage - Bremen: UNI-MED, 2023
(UNI-MED SCIENCE)
ISBN 978-3-8374-1657-2

Printed in Europe

UNI-MED. Die beste Medizin.

In der Reihe UNI-MED SCIENCE werden aktuelle Forschungsergebnisse zur Diagnostik und Therapie wichtiger Erkrankungen "state of the art" dargestellt. Die Publikationen zeichnen sich durch höchste wissenschaftliche Kompetenz und anspruchsvolle Präsentation aus. Die Autoren sind Meinungsbildner auf ihren Fachgebieten.

Der Verlag dankt der Firma Vifor Pharma Deutschland GmbH, für die Unterstützung der Produktion dieser Auflage. Der Verlag versichert, dass der Industriepartner keinerlei Einflussnahme auf den Inhalt des Buches, insbesondere auch nicht auf Therapieempfehlungen, nehmen konnte.

Vorwort und Danksagung

Seit der ersten Auflage dieses Buches sind bedeutsame Fortschritte auf dem Gebiet der ANCA-assoziierten Vaskulitiden erreicht worden. Von Erkenntnissen zur Pathogenese über diagnostische Verfahren, Fragen der Klassifikationen und Definitionen bis hin zu innovativen Therapien ist eine Vielzahl von Neuerungen zu berichten. Es stellte sich daher die Frage nach der Neuauflage dieses Buches. Wie an der ersten Auflage zu sehen, haben Bücher gegenüber den elektronischen Medien den Nachteil eines raschen Verlustes an Aktualität. Im vorliegenden Fall schien die Zusammenfassung des aktuellen Kenntnisstandes dennoch sinnvoll, insbesondere da sich in absehbarer Zeit eine erneute Überarbeitung der Klassifikationskriterien oder der ganz aktuellen Therapieempfehlungen der EULAR nicht abzeichnen und auch Therapiedurchbrüche, wie der mit Avacopan, leider selten sind. Aus Sicht der Herausgeber überwiegt daher der Vorteil einer kompakten Darstellung in Buchform deutlich, zumal es erneut gelungen ist, viele der führenden deutschsprachigen Vaskulitisexperten für dieses Projekt zu gewinnen. Den Autoren danken wir für die Mitarbeit und die gewinnbringende Einordnung des Neuen. Ein großer Dank gebührt auch dem UNI-MED-Verlag, der die Texte und Bilder wie gewohnt schnell und unkompliziert, wo nötig auch geduldig, in die bekannte ansprechende Form umgesetzt hat.

Wir wünschen eine erkenntnisreiche Lektüre!

Kiel, im Mai 2023

F. Moosig
J. Holle

Autoren

Dr. med. Peer M. Aries
Rheumatologie im Struenseehaus
Mörkenstraße 47
22767 Hamburg

Kap. 9.

Dr. med. Fabian Arndt
Allgemeinarztpraxis
Lornsenstraße 2
25548 Kellinghusen

Kap. 6.3.

Dr. rer. nat. Elena Csernok
Labor medius Klinik Kirchheim
Eugenstraße 3
73230 Kirchheim-Teck

Kap. 4.

Dr. med. Karen Herlyn, M.P.H.
Rheumazentrum Lübeck
Schüsselbuden 30-32
23552 Lübeck

Kap. 3.

Prof. Dr. med. Julia U. Holle
Rheumazentrum Schleswig-Holstein Mitte
Kuhberg 5a-7
24534 Neumünst

Kap. 8.1., 10.

Dr. med. Konstanze Holl-Ulrich
Pathologie – Hamburg
Labor Lademannbogen MVZ GmbH
Lademannbogen 61-63
22339 Hamburg

Kap. 5.

Priv.-Doz. Dr. med. Christof Iking-Konert
Stadtspital Zürich
Abteilung für Rheumatologie
Birmensdorferstrasse 497
8063 Zürich

Kap. 9.

Prof. Dr. med. Peter Lamprecht
Klinik für Rheumatologie und Klinische Immunologie
Ratzeburger Allee 160
23538 Lübeck

Kap. 1., 2.

Prof. Dr. med. Frank Moosig
Rheumazentrum Schleswig-Holstein Mitte
Kuhberg 5a-7
24534 Neumünster

Kap. 6.2., 6.3., 8.2., 10.

Priv.-Doz. Dr. med. Thomas Neumann
Klinik für Rheumatologie
Kantonsspital St. Gallen
Rorschacher Strasse 95
9007 St. Gallen

Kap. 6.2., 7.

Inhaltsverzeichnis

Nomenklatur und Definition

1. Nomenklatur und Definition

Die ANCA-assoziierte Vaskulitis (AAV) ist eine systemische nekrotisierende Vaskulitis, die vorwiegend kleine intraparenchymale und mittelgroße Gefäße betrifft. Sie wird aufgrund der insbesondere bei der Glomerulonephritis vorzufindenden geringen oder fehlenden Immunkomplex-Ablagerung als pauci-immune Vaskulitis bezeichnet. Unter pathologischen und serologischen (ANCA) Aspekten wird die AAV gemäß der revidierten *Chapel Hill Consensus Conference* (CHCC) Nomenklatur in die Granulomatose mit Polyangiitis (GPA), mikroskopische Polyangiitis (MPA) und eosinophile Granulomatose mit Polyangiitis (EGPA) unterteilt (☞ Tab. 1.1) [1]. Im Gegensatz zur MPA kennzeichnet die GPA und EGPA zusätzlich zur systemischen Vaskulitis als weiteres pathologisches Hauptmerkmal eine extravaskuläre Granulomatose, die vor allem den oberen und/oder unteren Respirationstrakt betrifft [1-3]. Genetische Risikofaktoren, ein Teil der pathophysiologischen Prozesse und das Therapieansprechen auf Rituximab korrelieren bei der ANCA-positiven GPA und MPA besser mit einer Subklassifizierung entsprechend ihres ANCA-Status, d.h. in eine Proteinase 3 (PR3)-AAV und Myeloperoxidase (MPO)-AAV, als mit einer auf klinischer Grundlage erfolgenden Unterteilung in die GPA und MPA [2, 4].

Für die GPA, MPA und EGPA liegen außerdem Klassifikationskriterien des *American College of Rheumatology* (ACR) und der *European Alliance of Associations for Rheumatology* (EULAR) vor (☞ Tab. 1.2, 1.3, 1.4). Die Anwendung dieser Klassifikationskriterien setzt die Diagnose einer Vaskulitis kleiner oder mittelgroßer Gefäße voraus. Ähnliche Krankheitsbilder, die eine Vaskulitis imitieren, sollten zuvor differentialdiagnostisch ausgeschlossen werden [5-7].

Name	Definition
ANCA-assoziierte Vaskulitis (AAV)	Hauptsächlich kleine Gefäße, d.h. kleine Arterien, Arteriolen, Kapillaren und Venolen betreffende nekrotisierende Vaskulitis mit wenigen oder fehlenden Immunablagerungen. AAV sind mit MPO-ANCA oder PR3-ANCA assoziiert. Nicht alle Patienten sind ANCA-positiv. Mit einem Präfix, z.B. PR3-ANCA, MPO-ANCA oder ANCA-negativ, kann die ANCA-Reaktivität gekennzeichnet werden.
Granulomatose mit Polyangiitis (GPA)	Gewöhnlich den oberen und unteren Respirationstrakt betreffende nekrotisierende granulomatöse Entzündung und hauptsächlich kleine und mittlere Gefäße, z.B. Arterien, Arteriolen, Kapillaren, Venolen und Venen betreffende nekrotisierende Vaskulitis. Die GPA geht häufig mit einer nekrotisierenden Glomerulonephritis einher.
Mikroskopische Polyangiitis (MPA)	Hauptsächlich kleine Gefäße, d.h. Arteriolen, Kapillaren und Venolen betreffende nekrotisierende Vaskulitis mit wenigen oder fehlenden Immunkomplex-Ablagerungen. Eine nekrotisierende Arteriitis kleiner und mittelgroßer Arterien kann vorkommen. Eine nekrotisierende Glomerulonephritis ist sehr häufig. Ebenso ist eine pulmonale Kapillariitis häufig. Eine granulomatöse Entzündungskomponente fehlt.
Eosinophile Granulomatose mit Polyangiitis (EGPA)	Häufig den Respirationstrakt betreffende Eosinophilen-reiche und nekrotisierende granulomatöse Entzündung und hauptsächlich kleine und mittelgroße Gefäße betreffende nekrotisierende Vaskulitis. Die EGPA ist mit einem Asthma bronchiale und einer Eosinophilie assoziiert. ANCA sind häufiger bei einer Glomerulonephritis nachweisbar.

Tab. 1.1: Namen und Definitionen der ANCA-assoziierten Vaskulitis (AAV) nach der revidierten *Chapel Hill Consensus Conference* (CHCC) Nomenklatur [1].
ANCA = Anti-Neutrophile zytoplasmatische Autoantikörper; **MPO-ANCA** = Myeloperoxidase-spezifische ANCA; **PR3-ANCA** = Proteinase 3-spezifische ANCA.

Klinische Kriterien	
Nasale Beteiligung: Blutiger Schnupfen, Ulzerationen, Borken, Verstopfung, oder Septum-Defekt bzw. -Perforation	+3
Knorpel Beteiligung (Entzündung des nasalen oder Ohr-Knorpels, Heiserkeit oder Stridor, endobronchiale Beteiligung, oder Sattelnasen-Deformität)	+2
Schallleitungs- oder Innenohr-Schwerhörigkeit	+1
Labor, Bildgebung und Biopsie-Kriterien	
Positiver Test auf zytoplasmatische Anti-Neutrophile zytoplasmatische Autoantikörper (C-ANCA) oder Anti-Proteinase 3 (Anti-PR3) Autoantikörper	+5
Pulmonale Noduli, Raumforderung, oder Kavitation in der thorakalen Bildgebung	+2
Granulome, extravaskuläre granulomatöse Entzündung, oder Riesenzellen in der Biopsie	+2
Entzündung, Verstopfung, oder Sekretion nasal/paranasale Sinus, oder Mastoiditis in der Bildgebung	+1
Pauci-immune Glomerulonephritis in der Biopsie	+1
Positiver Test auf perinukleäre Anti-Neutrophile zytoplasmatische Autoantikörper (P-ANCA) oder Anti-Myeloperoxidase (Anti-MPO) Autoantikörper	–1
Blut-Eosinophilie $\geq 1 \times 10^9$/Liter	–4
Die Punktzahl aus den 10 Items, soweit vorliegend, wird summiert. Für die Klassifikation als Granulomatose mit Polyangiitis ist eine Punktzahl von ≥5 erforderlich.	

Tab. 1.2: 2022 *American College of Rheumatology* (ACR) / *European Alliance of Associations for Rheumatology* (EULAR) Klassifikationskriterien für die Granulomatose mit Polyangiitis (Spezifität 93,8 %, Sensitivität 92,5 %) [5].

Klinische Kriterien	
Nasale Beteiligung: Blutiger Schnupfen, Ulzerationen, Borken, Verstopfung, oder Septum-Defekt bzw. -Perforation	–3
Labor, Bildgebung und Biopsie-Kriterien	
Positiver Test auf perinukleäre Anti-Neutrophile zytoplasmatische Autoantikörper (P-ANCA) oder Anti-Myeloperoxidase (Anti-MPO) Autoantikörper	+6
Fibrose oder interstitielle Lungenerkrankung in der thorakalen Bildgebung	+3
Pauci-immune Glomerulonephritis in der Biopsie	+3
Positiver Test auf zytoplasmatische Anti-Neutrophile zytoplasmatische Autoantikörper (C-ANCA) oder Anti-Proteinase 3 (Anti-PR3) Autoantikörper	–1
Blut-Eosinophilie $\geq 1 \times 10^9$/Liter	–4
Die Punktzahl aus den 6 Items, soweit vorliegend, wird summiert. Für die Klassifikation als mikroskopische Polyangiitis ist eine Punktzahl von ≥5 erforderlich.	

Tab. 1.3: 2022 *American College of Rheumatology* (ACR) / *European Alliance of Associations for Rheumatology* (EULAR) Klassifikationskriterien für die mikroskopische Polyangiitis (Spezifität 94,2 %, Sensitivität 90,8 %) [6].

Klinische Kriterien	
Obstruktive Lungenerkrankung	+3
Nasenpolypen	+3
Mononeuritis multiplex	+1
Labor, Bildgebung und Biopsie-Kriterien	
Blut-Eosinophilie ≥1 x10^9/Liter	+5
Extravaskuläre Eosinophilen-reiche Entzündung in der Biopsie	+2
Positiver Test auf zytoplasmatische Anti-Neutrophile zytoplasmatische Autoantikörper (C-ANCA) oder Anti-Proteinase 3 (Anti-PR3) Autoantikörper	−3
Hämaturie	−1
Die Punktzahl aus den 7 Items, soweit vorliegend, wird summiert. Für die Klassifikation als eosinophile Granulomatose mit Polyangiitis ist eine Punktzahl von ≥6 erforderlich.	

Tab. 1.4: 2022 *American College of Rheumatology* (ACR) / *European Alliance of Associations for Rheumatology* (EULAR) Klassifikationskriterien für die eosinophile Granulomatose mit Polyangiitis (Spezifität 99,1 %, Sensitivität 84,9 %) [7].

1.1. Literatur

1. Jennette JC, Falk RJ, Bacon PA, Basu N, Cid MC, Ferrario F, et al. 2012 revised International Chapel Hill Consensus Conference Nomenclature of Vasculitides. Arthritis Rheum 2013;65:1-11.

2. Arnold S, Holl-Ulrich K, Müller A, Klapa S, Lamprecht P. Update Ätiopathogenese der Kleingefäßvaskulitis. Z Rheumatol 2022;81:270-279.

3. Müller A, Krause B, Kerstein-Stähle A, Comdühr S, Klapa S, Ullrich S, et al. Granulomatous inflammation in ANCA-associated vasculitis. Int J Mol Sci 2021;22:6474.

4. Mahr A, Specks U, Jayne D. Subclassifying ANCA-associated vasculitis: a unifying view of disease spectrum. Rheumatology (Oxford) 2019;58:1707-1709.

5. Robson JC, Grayson PC, Ponte C, Suppiah R, Craven A, Judge A, et al. 2022 American College of Rheumatology/European Alliance of Associations for Rheumatology classification criteria for granulomatosis with polyangiitis. Ann Rheum Dis 2022;81:315-320.

6. Suppiah R, Robson JC, Grayson PC, Ponte C, Craven A, Khalid S, et al. 2022 American College of Rheumatology/European Alliance of Associations for Rheumatology classification criteria for microscopic polyangiitis. Ann Rheum Dis 2022;81:321-326.

7. Grayson PC, Ponte C, Suppiah R, Robson JC, Craven A, Judge A, et al. 2022 American College of Rheumatology/European Alliance of Associations for Rheumatology classification criteria for eosinophilic granulomatosis with polyangiitis. Ann Rheum Dis 2022;81:309-314.

Pathogenese

2. Pathogenese

Die ANCA-assoziierte Vaskulitis (AAV) ist eine systemische nekrotisierende Vaskulitis, die vorwiegend kleine intraparenchymale und mittelgroße Gefäße betrifft. Insbesondere die Nierenbeteiligung weist bei der AAV eine nur geringe oder fehlende Immunkomplex-Ablagerung auf, so dass die AAV als pauci-immune Vaskulitis bezeichnet wird. Unter Berücksichtigung pathologischer und serologischer Aspekte (ANCA) wird die AAV der revidierten *Chapel Hill Consensus Conference* (CHCC) folgend in die Granulomatose mit Polyangiitis (GPA), mikroskopische Polyangiitis (MPA), und eosinophile Granulomatose mit Polyangiitis (EGPA) unterteilt (☞ Kap. 1.). Als weiteres histopathologisches Charakteristikum neben der systemischen nekrotisierenden Vaskulitis sind die GPA und EGPA durch eine extravaskuläre Granulomatose gekennzeichnet. Bei der MPA hingegen fehlt eine granulomatöse Komponente [1-4].

> Die AAV ist eine autoimmune systemische nekrotisierende Vaskulitis, die hauptsächlich kleine Gefäße, d.h. Arteriolen, Kapillaren und Venolen, betrifft. Sie wird durch anti-Neutrophile zytoplasmatische Autoantikörper (ANCA) induziert [1-3].

2.1. Genetische Prädisposition und Umweltfaktoren in der AAV-Pathogenese

Die jährliche Inzidenz der AAV wird mit 15-50 pro 1 Million Einwohner und die Prävalenz mit 300-400 pro 1 Million Einwohner in Mitteleuropa angegeben. Die GPA ist in Deutschland die häufigste AAV Entität, gefolgt von der MPA und der noch selteneren EGPA. Die AAV ist bei Männern und Frauen etwa gleich häufig. Familiäre Häufungen von AAV sind selten. Der AAV liegt eine Autoantigen (PR3 und MPO)- und mutmaßlich Erreger-getriggerte multifaktorielle Ätiopathogense zugrunde. Der Einfluss genetischer und umweltbedingter Faktoren in der Pathogenese der AAV zeigt sich in Unterschieden von Inzidenz und Prävalenz in verschiedenen Regionen. So ist beispielsweise in Japan die GPA seltener und die MPA häufiger als in West- und Zentraleuropa und den USA. Die Inzidenz von AAV ist als Ausdruck eines europäischen Nord-Süd-Gefälles in Großbritannien höher als in Spanien [2, 3, 5]. Genetische Risikofaktoren wie auch ein Teil der pathophysiologischen Vorgänge und das Therapieansprechen auf Rituximab korrelieren bei der ANCA-positiven GPA und MPA im Vergleich zur klinischen Subgruppierung besser mit einer Subklassifizierung entsprechend ihres ANCA-Status, d.h. in eine Proteinase 3 (PR3)-AAV und Myeloperoxidase (MPO)-AAV [3, 6, 7]. Die PR3-AAV ist *HLA-DP*-assoziiert, die MPO-AAV *HLA-DQ*-assoziiert. Außerdem ist die PR3-AAV mit Polymorphismen des *PRTN3*-Gens, das die Proteinase 3 kodiert, und des Z-Allels des *SERPINA1*-Gens, das den Proteasen-Inhibitor Alpha-1-Anti-Trypsin kodiert, assoziiert [7]. Die MPO-ANCA positive EGPA ist wie die MPO-AAV mit dem *HLA-DQ* Locus assoziiert, die ANCA-negative EGPA jedoch nicht. Die ANCA-negative EGPA ist mit einem Polymorphismus des Glycoprotein A33-Gens (*GPA33*) assoziiert. GPA33 wird im Bronchialsystem exprimiert. Diese Assoziation ist möglicherweise ein Hinweis auf eine genetisch determinierte Barrierestörung bei der ANCA-negativen EGPA [3, 8]. Der *R620W*-Polymorphismus des Protein-Tyrosin-Phosphatase-Non-Rezeptor 22 (*PTPN22*) kodierenden Gens ist mit der GPA und anderen Autoimmunerkrankungen assoziiert. Der Polymorphismus geht mit einer verminderten anti-inflammatorischen Interleukin (IL)-10-Transkription einher [9]. Interessanterweise korreliert die Häufigkeit des *R620W-PTPN22*-Polymorphismus in der Bevölkerung mit dem Nord-Süd-Gefälle der GPA-Inzidenz in Europa und der geringeren Prävalenz in Afrika und Asien [2, 3, 9]. Bei der GPA begünstigen eine verringerte induzierbare Produktion von humanem Beta-Defensin-3 (hBD-3) und reduzierte Zilienschlagfrequenz von Epithelzellen einen Barrieredefekt mit Störung der mukoziliären Clearance, mikrobieller Dysbiose und konsekutiver granulomatöser Entzündung im Respirationstrakt [2-4]. Die Dysbiose ist durch eine häufigere nasale *Staphylococcus aureus* und *Haemophilus influenzae* Besiedlung bei gleichzeitig reduzierter mikrobieller Diversität gekennzeichnet [10]. Die *S. aureus*-Besiedlung korreliert mit der nasalen Entzündungsaktivität bei der GPA und begünstigt Rezidive, insbesondere im Respirationstrakt [2-4, 10].

Eine Exposition mit Silikaten ist mit renal-limitierten AAV-Verlaufsformen assoziiert [2].

2.2. Immunologischer Toleranzverlust und ANCA-induzierte nekrotisierende Vaskulitis

PR3-ANCA werden bei der seltenen, auf den Respirationstrakt beschränkten lokalisierten GPA bei etwa 50 % gefunden. In der Regel präsentieren sich die Patienten mit einer generalisierten GPA, bei der in ≥95 % der Fälle PR3-ANCA im Serum nachgewiesen werden. MPO-ANCA sind bei 60-80 % der Patienten mit MPA nachweisbar und bei etwa 30-40 % der Patienten mit EGPA [2-4]. Die immunogene Präsentation von PR3 und MPO aus neutrophilen Granulozyten und Monozyten stellt den Schlüsselmechanismus des Toleranzverlusts in der AAV-Pathogenese dar [2-4, 11]. Neutrophile von Patienten mit einer GPA weisen eine intrinsische Dysregulation von Proteinen auf, die an der Clearance von apoptotischen Zellen beteiligt sind [12]. Die abnorme Membran-PR3-Expression auf apoptotischen Neutrophilen interferiert mit der Phagozytose apoptotischer Zellen durch Makrophagen ("Efferozytose") und induziert eine proinflammatorische Polarisierung dieser Makrophagen [13]. Die ineffiziente Efferozytose führt zur sekundären Nekrose von Neutrophilen mit Freisetzung von *Damage-Associated Molecular Patterns* (DAMPs) wie dem Chromatin-assoziierten Alarmin High-Mobility-Group-Box-1-Protein (HMGB1), das als endogenes Immunadjuvans die chronische Entzündung und den Toleranzverlust begünstigt. HMGB1-Serumspiegel korrelieren mit der Krankheitsaktivität und der CT-volumetrisch bestimmten Granulomlast bei der GPA [2, 4]. Die ANCA-induzierte Nekroptose und NETose schließlich perpetuiert durch die Freisetzung der Autoantigene aus Neutrophilen, Komplement-Aktivierung und Endothelschädigung die Vaskulitis und den Toleranzverlust [2, 4, 11, 14]. Bei der GPA kommt es in den chronisch-entzündlichen Läsionen im Respirationstrakt und der Niere zur Ausbildung von ektopem bzw. tertiärem lymphatischen Gewebe mit Lymphfollikel-ähnlichen Strukturen und PR3-ANCA-produzierenden B-Zellen [2, 4, 15]. Eine Dysbalance zwischen regulatorischen und Effektor-T-Zellen mit erhöhtem Anteil an zirkulierenden T-Helferzellen vom Th1-Typ und Th17-Zellen und die *in situ* Akkumulation von Effektor-T-Zellen trägt zur chronischen Entzündung und Ausbildung ektoper lymphatischer Strukturen bei [2-4]. Die Neoformation lymphatischer Strukturen im entzündeten Gewebe unterhält die immunpathologische Autoimmunantwort. Sie ist bei der AAV mit einer ungünstigen renalen Prognose assoziiert [2, 4, 15, 16]. PR3- und MPO-ANCA induzieren unter dem Einfluss proinflammatorischer Zytokine und des Anaphylatoxins C5a eine pathologische Adhärenz und vorzeitige intravasale endothelnahe Aktivierung und Degranulierung von adhärenten Neutrophilen mit einer Freisetzung von toxischen Sauerstoffradikalen und lysosomalen Enzymen und konsekutiver Endothelschädigung. Als früheste pathologische Veränderungen werden bei der AAV Schwellungen und Nekrosen der Endothelzellen beobachtet. Nachfolgend werden durch die freigesetzten Zytokine und Chemokine weitere Leukozyten in die Gefäßwandläsion und das angrenzende Gewebe rekrutiert [2-4, 11]. Während die GPA und MPA durch eine Neutrophilen-reiche Entzündung gekennzeichnet sind, ist die EGPA durch eine Th2-vermittelte Blut- und Gewebs-Eosinophilie und eosinophile Vaskulitis gekennzeichnet. Das Th2-Zytokin Interleukin (IL)-5 induziert dabei die Reifung von Eosinophilen und inhibiert deren Apoptose. Bei der ANCA-positiven EGPA wird eine zur Vaskulitis führende ANCA-induzierte Neutrophilen-vermittelte Endothelschädigung postuliert [2, 3, 11]. Die zur eosinophilen Vaskulitis und extravaskulären Eosinophilen-reichen Granulomatose führenden Pathomechanismen sind bei der EGPA jedoch im Einzelnen nicht geklärt [2, 3, 17].

2.3. Literatur

1. Jennette JC, Falk RJ, Bacon PA, Basu N, Cid MC, Ferrario F, et al. 2012 revised International Chapel Hill Consensus Conference Nomenclature of Vasculitides. Arthritis Rheum 2013;65:1-11.

2. Lamprecht P, Kerstein A, Klapa S, Schinke S, Karsten CM, Yu X, et al. Pathogenetic and clinical aspects of anti-neutrophil cytoplasmic autoantibody-associated vasculitis. Front Immunol 2018;9:680.

3. Arnold S, Holl-Ulrich K, Müller A, Klapa S, Lamprecht P. Update Ätiopathogenese der Kleingefäßvaskulitis. Z Rheumatol 2022;81:270-279.

4. Müller A, Krause B, Kerstein-Stähle A, Comdühr S, Klapa S, Ullrich S, et al. Granulomatous inflammation in ANCA-associated vasculitis. Int J Mol Sci 2021;22:6474

5. Watts RA, Hatemi G, Burns JC, Mohammad AJ. Global epidemiology of vasculitis. Nat Rev Rheumatol 2022; 18:22-34.

6. Mahr A, Specks U, Jayne D. Subclassifying ANCA-associated vasculitis: a unifying view of disease spectrum. Rheumatology (Oxford) 2019;58:1707-1709.

7. Lyons PA, Rayner TF, Trivedi S, Holle JU, Watts RA, Jayne DR, et al. Genetically distinct subsets within ANCA-associated vasculitis. N Engl J Med 2012;367: 214-23.

8. Lyons PA, Peters JE, Alberici F, Liley J, Coulson RMR, Astle W, et al. Genome-wide association study of eosinophilic granulomatosis with polyangiitis reveals genomic loci stratified by ANCA status. Nat Commun 2019;10: 5120.

9. Cao Y, Yang J, Colby K, Hogan SL, Hu Y, Jennette CE, et al. High basal activity of the PTPN22 gain-of-function variant blunts leukocyte responsiveness negatively affecting IL-10 production in ANCA vasculitis. PLoS One 2012;7:e42783.

10. Lamprecht P, Fischer N, Huang J, Burkhardt L, Lütgehetmann M, Arndt F, et al. Changes in the composition of the respiratory tract microbial community in granulomatosis with polyangiitis. J Autoimmun 2019; 97:29-39.

11. Jennette JC, Falk RJ. Pathogenesis of antineutrophil cytoplasmic autoantibody-mediated disease. Nat Rev Rheumatol 2014;10:463-73.

12. Everts-Graber J, Martin KR, Thieblemont N, Mocek J, Roccabianca A, Chafey P, et al. Proteomic analysis of neutrophils in ANCA-associated vasculitis reveals a dysregulation in proteinase 3-associated proteins such as annexin-A1 involved in apoptotic cell clearance. Kindeny Int 2019;96:397-408.

13. Millet A, Martin KR, Bonnefoy F, Saas P, Mocek J, Alkan M, et al. Proteinase 3 on apoptotic cell disrupts immune silencing in autoimmune vasculitis. J Clin Invest 2015;125:4107-4121.

14. Schreiber A, Rousselle A, Becker JU, von Mässenhausen A, Linkermann A, Kettritz R. Necroptosis controls NET generation and mediates complement activation, endothelial damage, and autoimmune vasculitis. Proc Natl Acad Sci U S A 2017;114:E9618-E9625.

15. Weppner G, Ohlei O, Hammers CM, Holl-Ulrich K, Voswinkel J, Bischof J, et al. In situ detection of PR3-ANCA+ B cells and alterations in the variable immunoglobulin genes support a role of inflamed tissue in the emergence of auto-reactivity in granulomatosis with polyangiitis. J Autoimmun 2018;93:89-103.

16. Zinkernagel R. Antiinfection immunity and autoimmunity. Ann N Y Acad Sci 2002; 958:3-6.

17. Khoury P, Grayson PC, Klion AD. Eosinophils in vasculitis: characteristics and roles in pathogenesis. Nat Rev Rheumatol 2014;10:474-483.

Epidemiologie

3. Epidemiologie

Erste Daten zur Epidemiologie der Vaskulitiden wurden in den 90er Jahren in wenigen Studien gewonnen [7, 15]. Diese Daten wurden überwiegend in sehr kleinen Regionen oder sog. "*referral centers*" erhoben. Durch einige neuere Studien mit bevölkerungsbezogenen Analysen sind in den letzten Jahren Daten gewonnen worden, die auf einen Anstieg der Inzidenzraten und eine höhere Prävalenz der AAV hinweisen, als bisher angenommen [8].

Die meisten Erhebungen zu Inzidenz- und Prävalenzraten der AAV erfolgten in Nordeuropa oder den USA.

Nach wie vor existieren für viele Länder keine bevölkerungsbezogenen Daten, so dass globale Aussagen nicht möglich sind.

Für die meisten systemischen Vaskulitiden ist seit den 1990er Jahren ein Anstieg der Inzidenz und Prävalenz festzustellen. Insbesondere mit Entdeckung der ANCA und deren Assoziation mit der Granulomatose mit Polyangiitis (GPA), der mikroskopischen Polyangiitis (MPA) und der eosinophilen Granulomatose mit Polyangiitis (EGPA) wurden steigende Inzidenzwerte für die Gruppe der Kleingefäßvaskulitiden beobachtet.

Aus den im folgenden genannten Studien der letzten Jahre lässt sich ein Anstieg für Nordeuropa und die USA bestätigen, der nicht allein auf die verbesserte Diagnostik und Wahrnehmung dieser seltenen Erkrankungen zurückzuführen ist.

Neben den AAV sollen hier im Vergleich die Zahlen für die häufigste systemische Vaskulitis, die Riesenzellarteriitis (RZA) beschrieben werden.

3.1. Prävalenz und Inzidenz der AAV in Deutschland

3.1.1. Prävalenz

Im Vergleich zu den bisher zwischen 1998 und 2012 bevölkerungsbezogen erhobenen Daten des Vaskulitis-Registers Schleswig-Holstein an 2,83 Mio. Einwohnern konnte eine auf Krankenversicherungsdaten basierende Untersuchung an einer repräsentativen Stichprobe von 3 Mio. deutschen Versicherten eine Prävalenz für die GPA von 210 Fällen/Mio. und für die MPA von 46 Fällen/Mio. Einwohner und somit einen deutlichen Anstieg zeigen (☞ Tab. 3.1).

2006 war die Prävalenz in Schleswig-Holstein mit 98 für die GPA und 28 für die MPA/Mio. Einwohner kalkuliert worden, so dass in der Studie von Hellmich et al. eine ungefähr verdoppelte Prävalenz zu verzeichnen ist [8]. In der Untersuchung von 2006 wurden alle Fälle anhand von Akten verifiziert, möglicherweise aber nicht alle Fälle durch die Klassifikationskriterien erfasst.

Bei den Krankenversicherungsdaten ist eine Nachverfolgung und Identifizierung falsch diagnostizierter Fälle nicht möglich. Die meisten Diagnosen der AAV werden in spezialisierten Kliniken gestellt, so dass eine korrekte Diagnosestellung und zuverlässige Erfassung wahrscheinlich und eine Übererfassung unwahrscheinlich ist. Unterschiede zwischen ländlichen und städtischen Arealen wurden hier nicht untersucht.

Aus diesen zwischen 2013 und 2016 methodisch valide erhobenen Daten berechneten die Autoren einen Anstieg der Jahresprävalenz für die GPA und MPA um 3200 Patienten [8].

3.1.2. Inzidenz

Die jährliche Inzidenz in dieser Studie konnte mit 34 für die GPA und 13/Mio. Einwohner für die MPA gemessen werden und zeigte somit einen Anstieg um mehr als das Doppelte für die GPA im Vergleich zum Vaskulitis-Register Schleswig-Holstein mit 12 und 8/Mio. Einwohner für die GPA und MPA zwischen 1998 und 2012.

Das Vaskulitis-Register Schleswig-Holstein zeigte erstmals bevölkerungsbezogene Daten einer großen Region mit 2,83 Millionen Einwohnern zur Inzidenz systemischer Vaskulitiden über einen Zeitraum von 15 Jahren (1998 bis 2012). Die Region beschrieb städtische und ländliche Bereiche mit einer stabilen Population. Die Inzidenzraten für alle Vaskulitiden zeigten stabile Werte über 15 Jahre mit 38 bis 54 neuen Fällen/Jahr/1 Mio. Einwohner für die Gesamtinzidenz und die einzelnen Vaskulitisentitäten. Die häufigste ANCA-assoziierte Vaskulitis stellte in Schleswig-Holstein die GPA mit 70 % dar [15].

Studie	Chiappe 2022	Hellmich 2021	Pucelj 2019	Nilsen 2019	Mahr 2020	Watts 2015	Watts 2012	Herlyn 2012 Reinhold-Keller 2011	Moham-mad 2009, 2007	Catanoso	Berti 2017
Region	Paris	Deutsch-land	Slowenien	Norwegen	Frankreich	Verschie-dene euro-päische Länder	Groß-britannien	Deutsch-land (Schleswig-Holstein)	Schweden	Emilia Romana	Olmsted County
Methode	Kranken-häuser, Ärz-te, Kranken-hausdaten-banken *Capture/ recapture*	Krankenka ssendaten, repräsenta-tive Popu-lation	Region/ Zentrum	Nationale Datenbank, Kranken-hausdaten	Kranken-kassen-daten	verschie-den	Register Norfolk (Kranken-hausdaten-banken)	Register	Klinik, Pathologie, Serologie	Population	Population
Prävalenz / Jahr / Zeitraum	2015-2017	2013-2016		2013	2007-2015	1977-2009	2008	2006	2003	1996-2012	1996-2015
Population		3,0		0,4		–	0,46	0,47	0,29		
GPA		210		261 (EMEA) 235 (ACR)		24-160	146	98	160		AAV 421
MPA		46		58		9-94	63	28	94		
RZA								440 (2006)		88	
Inzidenz / Jahr/ Zeitraum			2012-17	2009-2013		1975-2010	1988-2010	1998-2002	1997-2006		
Population		3,0	0,32			–	0,46	2,78	0,64		
GPA		34		15,1 (EMEA) 12,0 (ACR)		1-12	11,3	8,6	9,8		AAV 33 GPA 13
MPA		13		10,4		1-10	5,9	2,7	10,1		16
RZA	76		87		70-100			25-46		58	

Tab. 3.1: Population × 1 Mio., Prävalenz und Inzidenz pro 1 Million und Jahr. GPA: Granulomatose mit Polyangiitis, MPA: mikroskopische Polyangiitis, RZA: Riesenzellarteriitis.

3.2. Internationale Studienergebnisse

3.2.1. Inzidenz der AAV

Ältere epidemiologische Untersuchungen zu den ANCA-assoziierten Vaskulitiden (GPA, CSS [heute EGPA], MPA) und der (klassischen) Polyarteriitis nodosa (PAN) bis zu 11 Jahre (1988-1998) aus Großbritannien zeigten einen allmählichen Anstieg der Inzidenz über die Studienperiode, außerdem wurde ein Anstieg mit zunehmendem Lebensalter verzeichnet. Im Gegensatz dazu blieb die Inzidenzrate in Spanien über 14 Jahre weitgehend konstant, zeigte jedoch nur halb so hohe Inzidenzraten für die GPA im Vergleich zu Großbritannien, Norwegen und den USA.

Somit scheint es für die GPA – ähnlich wie für die Riesenzellarteriitis – ein Nord-Süd-Gefälle zu geben. Studien aus Japan zeigten höhere Inzidenzraten für die MPA, jedoch keine nachgewiesenen GPA-Fälle.

Regionale Unterschiede, aber auch verschiedene methodische Ansätze (z.B. Klassifikationsunterschiede) in der Rekrutierung spielten neben eventuellen exogenen und genetischen Faktoren eine mögliche Rolle.

Draibe et al. publizierten 2018 saisonale Anstiege der AAV-Inzidenz für Spanien/Katalonien mit einem Peak im Februar bei 134 Patienten zwischen 2001 und 2014 [5].

Zyklische Inzidenzanstiege wurden in Schleswig-Holstein anders als in Großbritannien nicht beobachtet [16]. Um mögliche Clusterbildungen oder saisonale Unterschiede zu erkennen, ist eine Fortführung von Langzeitstudien erforderlich.

Für die AAV wurde für Olmsted County, Minnesota über einen Zeitraum von 20 Jahren eine stabile Inzidenz mit 33/Mio. beschrieben, die etwas höher als in Norwegen, Schweden und Großbritannien lag. Die Daten für die GPA waren im Vergleich zu Nordeuropa leicht erhöht, die Inzidenzrate für die MPA mit 16/Mio. höher als in den neuen Studien aus Deutschland, Norwegen und Großbritannien. Die Mortalität für die MPA und EGPA in dieser Population in Minnesota war höher als für die GPA.

3.2.2. Prävalenz der AAV

Neuere Daten aus Norwegen zeigen ebenfalls einen Anstieg der Prävalenz für die GPA und MPA mit 261 und 58/Mio. Einwohner (Diagnosen nach EMA-Klassifikationskriterien) und sind mit den Daten aus Deutschland vergleichbar. Daten aus Großbritannien sind heterogen und zeigen mit 146/Mio. Einwohner eine niedrigere Prävalenz, während eine Langzeitstudie aus den USA (Olmsted County) signifikant höhere Prävalenzraten für die AAV mit 421/Mio. Einwohner zeigt [1, 4].

Ältere Daten aus Großbritannien zeigten für die GPA in einer Population von ca. 3,6 Mio. über 15 Jahre (1990-2005) einen Anstieg der Prävalenz um mehr als das Doppelte von 28,8/Mio. im Jahr 1990 auf 64,8 im Jahr 2005. Eine andere Untersuchung zu Inzidenz und Prävalenz der GPA aus Norwegen von 1984 bis 1998 berichtete eine Verdreifachung der Prävalenz von 30 auf 95/Mio., allerdings stieg in dieser frühen Zeitspanne auch die Inzidenz der WG von 5 auf 12 Neuerkrankungen/Jahr/1 Mio.. Ein Vergleich ist deshalb nur eingeschränkt möglich.

3.3. Prävalenz und Inzidenz der RZA in Deutschlandund im internationalen Vergleich

Daten zur Prävalenz der ANCA-assoziierten Vaskulitiden und der Riesenzellarteriitis (RZA) wurden 1994 und 2006 in einer städtischen und einer ländlichen Region in Schleswig-Holstein (n = 468.962 Einwohner) erhoben. 2006 wurde eine Prävalenz von 320/Mio. Einwohner gemessen. Die RZA stellte die häufigste Vaskulitisentität mit 171 (146-197) vs. AAV 149 (126-174) dar. Im Vergleich zu 1994 war für die RZA annähernd eine Verdopplung der Prävalenz zu verzeichnen: RZA 240 (164-315) vs. 440 (399-481) in der Bevölkerung über 50 Jahre, die RZA und AAV kamen in der städtischen Region häufiger vor.

Für die Region Olmsted County in Minnesota beschreiben Crowson et al. 2017 eine stabile Prävalenz und Inzidenz mit 198/Mio. Neuerkrankungen jährlich (Chandran 2015) für die RZA seit den späten 1990er Jahren [3, 4].

Therkildsen et. al beschreiben eine unveränderte Inzidenz der RZA seit 1996 in einer populationsbasierten nationalen dänischen Untersuchung bis

2018 mit 190-250 neu Erkrankten/Mio. Einwohner in der Population über 50 Jahre. In dieser Langzeituntersuchung konnten viele Patienten die Kortikosteroide stetig reduzieren, ein erheblicher Teil der Patienten bleibt auf hohen Kortikosteroiddosen trotz moderner Therapieoptionen und die kumulative Glukokortikoiddosis bleibt stabil [15].

Catanoso et al. beschreiben im Vergleich zu Nordeuropa eine niedrigere Inzidenzrate als in Frankreich und Slowenien mit 58/100.000 für die RZA für Norditalien und dennoch einen Anstieg um 15 % [2, 6, 10, 11, 13].

Pearce et al. konnten in einer internationalen Studie zeigen, dass in Nordeuropa, in der Türkei, im mittleren Osten und Indien PR3-ANCA-assoziierte Vaskulitiden überwiegen während die MPO-ANCA-assoziierte Vaskulitis hauptsächlich in Japan und China vorkommt. Bei der amerikanischen Bevölkerung kaukasischen Ursprungs und Südeuropäern sind MPO- und PR3-ANCA-assoziierte Vaskulitiden gleich häufig vertreten [12].

In den letzten Jahren verbesserte Therapiekonzepte reduzieren Morbidität und Mortalität dieser chronisch progressiv verlaufenden Erkrankungen und führen durch eine verlängerte Lebenszeit zum Prävalenzanstieg ebenso wie der Anstieg der Inzidenz.
Eine Untererfassung der wahren Inzidenz- und Prävalenzraten der ANCA-assoziierten Vaskulitiden in Deutschland in früheren Studien ist möglich.
Zusammenfassend ist von einem Anstieg der Inzidenz und Prävalenz bei AAV und RZA seit dem Beginn epidemiologischer Untersuchungen auszugehen.

3.4. Literatur

1. Berti A, Cornec D, Crowson CS, Specks U, Matteson EL. The epidemiology of antineutrophil cytoplasmic autoantibody-associated vasculitis in Olmsted County, Minnesota: A twenty-year US population-based study. Arthritis Rheumatol 2017;69(12):2338-2350.

2. Catanoso M, Macchioni P, Boiardi L, Muratore F, Restuccia G, Cavazza A, Pipitone N, Mancuso P, Luberto F, Salvarani C. Incidence, prevalence, and survival of biopsy-proven giant cell arteritis in northern Italy during a 26-year period. Arthritis Care Res (Hoboken) 2017; 69(3):430-438.

3. Chandran AK, Udayakumar PD, Crowson CS, Warrington KJ, Matteson EL. The incidence of giant cell arteritis in Olmsted County, Minnesota, over a 60-year period 1950-2009. Scand J Rheumatol 2015;44(3):215-8.

4. Crowson CS, Matteson EL. Contemporary prevalence estimates for giant cell arteritis and polymyalgia rheumatica, 2015. Semin Arthritis Rheum 2017;47(2):253-256.

5. Draibe J, Rodó X, Fulladosa X, Martínez-Valenzuela L, Diaz-Encarnación M, Santos L, Marco H, Quintana L, Rodriguez E, Barros X, Garcia R, Balius A, Cruzado JM, Torras J; Grupo de Malalties Glomerulars de la Societat Catalana de Nefrologia (GLOMCAT). Seasonal variations in the onset of positive and negative renal ANCA-associated vasculitis in Spain. Clin Kidney J 2018;11(4): 468-473.

6. Gonzalez Chiappe S, Lechtman S, Maldini CS, Mekinian A, Papo T, Sené T, Mahr AD. Incidence of giant cell arteritis in six districts of Paris, France (2015-2017). Rheumatol Int 2022;42(10):1721-1728.

7. Herlyn K, Buckert F, Gross WL, Reinhold-Keller E. Doubled prevalence rates of ANCA-associated vasculitides and giant cell arteritis between 1994 and 2006 in northern Germany. Rheumatology (Oxford) 2014; 53(5):882-9.

8. Hellmich B, Lamprecht P, Spearpoint P, Götte D, Deichmann A, Buchholz I, Schönermark MP, Rutherford P. New insights into the epidemiology of ANCA-associated vasculitides in Germany: results from a claims data study. Rheumatology (Oxford) 202;60(10):4868-4873.

9. Jennette JC, Falk RJ, Bacon PA, Basu N, Cid MC, Ferrario F, Flores-Suarez LF, Gross WL, Guillevin L, Hagen EC, Hoffman GS, Jayne DR, Kallenberg CG, Lamprecht P, Langford CA, Luqmani RA, Mahr AD, Matteson EL, Merkel PA, Ozen S, Pusey CD, Rasmussen N, Rees AJ, Scott DG, Specks U, Stone JH, Takahashi K, Watts RA. 2012 revised International Chapel Hill Consensus Conference Nomenclature of Vasculitides. Arthritis Rheum 2013;65(1):1-11.

10. Mahr A, Belhassen M, Paccalin M, Devauchelle-Pensec V, Nolin M, Gandon S, Idier I, Hachulla E. Characteristics and management of giant cell arteritis in France: a study based on national health insurance claims data. Rheumatology (Oxford) 202;59(1):120-128.

11. Mohammad AJ. An update on the epidemiology of ANCA-associated vasculitis. Rheumatology (Oxford) 2020;59(Suppl 3):iii42-iii50.

12. Muratore F, Boiardi L, Mancuso P, Restuccia G, Galli E, Marvisi C, Macchioni P, Rossi PG, Salvarani C. Incidence and prevalence of large vessel vasculitis (giant cell arteritis and Takayasu arteritis) in northern Italy: A population-based study. Semin Arthritis Rheum 2021; 51(4):786-792.

13. Pearce FA, Lanyon PC, Grainge MJ, Shaunak R, Mahr A, Hubbard RB, Watts RA. Incidence of ANCA-associated vasculitis in a UK mixed ethnicity population. Rheumatology (Oxford) 2016;55(9):1656-63.

14. Pucelj NP, Hoèevar A, Ješe R, Rotar , Hawlina M, Fakin A, Pi em J, Tomšiè M. The incidence of giant cell arteritis in Slovenia. Clin Rheumatol 2019;38(2):285-290.

15. Reinhold-Keller E, Herlyn K, Wagner-Bastmeyer R, Gross WL. Stable incidence of primary systemic vasculitides over five years: results from the German vasculitis register. Arthritis Rheum 2005;53(1):93-9.

16. Therkildsen P, de Thurah A, Hansen IT, Nørgaard M, Nielsen BD, Hauge EM. Giant cell arteritis: A nationwide, population-based cohort study on incidence, diagnostic imaging, and glucocorticoid treatment. Semin Arthritis Rheum 2021;51(2):360-366.

17. Watts RA, Mooney J, Skinner J, Scott DG, Macgregor AJ. The contrasting epidemiology of granulomatosis with polyangiitis (Wegener's) and microscopic polyangiitis. Rheumatology (Oxford) 2012;51(5):926-31.

Labordiagnostik

4. Labordiagnostik

Die Diagnose einer Anti-Neutrophile Cytoplasmatische Antikörper (ANCA)-assoziierten Vaskulitis (AAV) ist schwierig, und neben den klinischen und histologischen Befunden hat in den letzten Jahren die immunologisch-serologische Diagnostik an Bedeutung gewonnen. Mit der Entdeckung von ANCA stehen valide serologische Marker zur Vaskulitisdiagnostik zur Verfügung. Allerdings ist der Nachweis einer ANCA-Subspezifität immer nur ein Hinweis und nicht als Beweis für eine AAV zu werten.

Die Routinelaboruntersuchungen sollten bei AAV eine Bestimmung von

- serologischen Entzündungsparametern
- Hämoglobin
- Kreatinin
- Urinstatus
- ANCA

umfassen. Eine besondere Gefährdung des Patienten mit GPA oder MPA geht von der Glomerulonephritis aus, die nicht selten rapid-progressiv verlaufen kann. Dementsprechend ist der Urin mit Sedimentanalysen bezüglich einer (Mikro)Hämaturie und/oder Proteinurie kontinuierlich zu analysieren. Ferner sollten die glomeruläre Filtrationsrate sowie eine Testung des Urins auf Akanthozyten erfolgen. Die besondere Gefährdung des EGPA-Patienten geht von der Absolutzahl der Eosinophilen in peripheren Blut aus, da diese als Effektorzellen für die pathologischen Veränderungen verantwortlich sind.

4.1. ANCA-Diagnostik

ANCA sind wertvolle Laborparameter für die Diagnosestellung bestimmter Entitäten von Kleingefäßvaskulitiden, konkret der ANCA-assoziierten Vaskulitis, einschließlich der GPA und der MPA. Die Diagnose der AAV basiert auf dem klinischen Bild unterstützt von weiteren bildgebenden und laborchemischen Untersuchungsbefunden mit der Gewebsbiopsie als Goldstandard sowie der ANCA-Testung.

Im Laufe der letzten 35 Jahre etablierte sich der Nachweis von ANCA zu den Standarduntersuchungen in der Vaskulitisimmundiagnostik. Die Methoden des Nachweises wurden kontinuierlich verfeinert und die klinische Aussagekraft für unterschiedlichste Krankheitskollektive wiederholt evaluiert [1, 2]. Dabei bestätigte sich die hohe Sensitivität und Spezifität für die AAV. Proteinase 3 (PR3)-ANCA sind die Marker-Antikörper der GPA. Die Sensitivität liegt in der Generalisationsphase bei 95 %, und in der Initialphase bei ca. 50 %. Die Spezifität für die GPA liegt – bei Nachweis sowohl als C-ANCA als auch in einem PR3-ANCA ELISA – bei ca. 95 %, für die GPA bei fast 97 %. Das klinische Korrelat von Myeloperoxidase (MPO)-ANCA ist die MPA. Die Sensitivität für MPA ist mäßig (ca. 60 %), die Spezifität hoch, aber nicht absolut. Die EGPA bildet hierbei eine Ausnahme, da nur bei 10-30-40 % der Patienten ein ANCA (überwiegend MPO-ANCA) nachweisbar ist [2].

Die gegenwärtige ANCA-Terminologie unterscheidet zwei gut definierte ANCA-Fluoreszenzmuster auf Ethanol-fixierten Granulozyten:

- C-ANCA mit einer diffusen grob granulären zytoplasmatischen Fluoreszenz, die zwischen der Kernlappung der neutrophilen Granulozyten akzentuiert ist (☞ Abb. 4.1a), und
- P-ANCA mit einem perinukleär und zum Teil auch nukleär verstärkten Immunfluoreszenzmuster (☞ Abb. 4.1b).

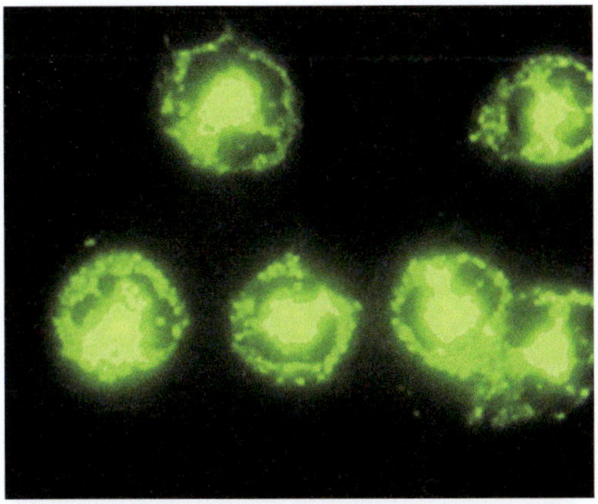

a

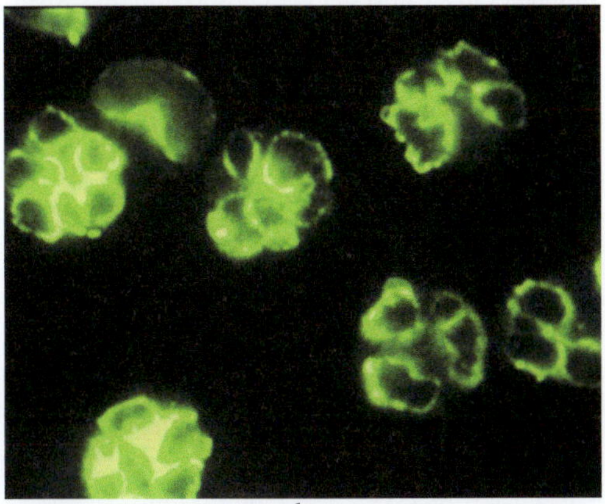

b

Abb. 4.1a+b: ANCA: Haupt-Immunfluoreszenzmuster auf Ethanol-fixierten neutrophilen Granulozyten. **a**: C-ANCA. **b**: P-ANCA.

Fast immer rufen PR3-ANCA im IFT ein C-ANCA-Muster und MPO-ANCA ein P-ANCA-Muster hervor. Neben C-ANCA und P-ANCA sind in den letzten Jahren noch sogenannte atypische (A)-ANCA oder X-ANCA beschrieben worden. Bei der überwiegenden Mehrheit der A-ANCA ist eine periphere nukleäre Färbung sowie eine intrazytoplasmatisch homogene Färbung auf Ethanol-fixierten Granulozyten zu finden, die in der Mehrheit der Routinelabors nicht sicher erkannt werden und dann fälschlicherweise als "ANA" beurteilt wird.

Als Standard zum Nachweis von ANCA galt bis dato die indirekte Immunfluoreszenz (IIF) gefolgt von einem Antigen-spezifischen Assay gegen PR3 bzw. MPO. Diese Immunoassays zeigen heute die höchste Sensitivität und Spezifität zur Diagnose einer AAV. Die neuen internationalen Konsensus-empfehlungen zur ANCA-Testung empfehlen den bevorzugten Einsatz qualitativ hochwertiger Antigen-spezifischer Immunoassays als Screening-Untersuchung für die Diagnose einer AAV [3]. Die IIF wird nicht mehr als die Screening-Methode der Wahl erachtet, weiterhin ist der diagnostische Zugewinn der IIF im Vergleich zum Antigen-spezifischen Assay zur Diagnosestellung der AAV gering, wenn die Prätestwahrscheinlichkeit der Erkrankung hoch ist. Die Bestimmung weiterer Zielantigene, wie z.B. Elastase, Lactoferrin, Cathepsin G, Lysozym, ist in der AAV-Routinediagnostik nicht zwingend notwendig.

Wegen der ausgesprochenen Seltenheit der AAV spielt die Vortestwahrscheinlichkeit bei der ANCA-Diagnostik eine besonders große Rolle. ANCA sollten demnach nur bei einer mindestens mittleren Vortestwahrscheinlichkeit eingesetzt werden, d.h. dann, wenn ein klinisch begründeter Verdacht auf das Vorliegen einer Vaskulitis besteht.

Bei den AAV ließ sich eine enge Beziehung zwischen dem ANCA-Titer und der Krankheitsaktivität bisher nicht sicher nachweisen, obwohl zahlreiche Arbeiten hohe Titer zu Beginn der Erkrankung, also in Phasen hoher Aktivität, und einen Abfall bei Erreichen einer Remission beschrieben haben [4]. Es besteht Konsens darüber, dass ein Titeranstieg bei fehlenden sonstigen Hinweisen auf Aktivität der Vaskulitis sicher kein Grund sein sollte, die immunsuppressive Therapie zu intensivieren.

Es gibt zunehmend Anhaltspunkte dafür, dass die Spezifität der ANCA (anti-PR3 versus anti-MPO) zur Definition homogener Gruppen von Patienten im Hinblick auf die Prognose besser sein könnte als der klinische Subtyp (GPA versus MPA), da PR3-ANCA und MPO-ANCA mit unterschiedlichen genetischen Hintergründen und Epidemiologien assoziiert sind [5]. Die Spezifität der ANCA beeinflusst das initiale Ansprechen der remissionsinduzierenden Therapie, das Rezidivrisiko und die Langzeitprognose eines Patienten mit AAV mehr als der Phänotyp der klinischen Erkrankung [5]. Naheliegenderweise muss die Entwicklung jeglicher neuartiger Teststrategie der ANCA im Zusammenhang mit einer Vaskulitis die ANCA-Zielantigene PR3 und MPO berücksichtigen und erkennen. Unter einer solchen Strategie wären bei nahezu allen Patienten mit aktiver generalisierter GPA oder MPA PR3-ANCA oder MPO-ANCA nachweisbar. Dies träfe bei Patienten mit GPA jedoch nur in ca. 60 % der Patienten mit einer limitierten Erkrankung zu (z.B. in der Initialphase).

In 2022 wurden die überarbeiteten *American College of Rheumatology (ACR) / European Alliance of Associations for Rheumatology (EULAR)*-Klassifikationskriterien für die ANCA-assoziierten Vaskulitiden (GPA, MPA und EGPA) publiziert [6-8]. Diese neuen Kriterien haben zum ersten Mal den ANCA-Status und -Subtyp in die Klassifikationskriterien von AAV integriert. Bei der GPA sind PR3-ANCA ein wichtiger Unterscheidungsfaktor innerhalb dieser Kriterien, obwohl Patienten als GPA ohne ein positives Testergebnis für ANCA klassifiziert werden können, wenn sie eine ausreichende Anzahl von anderen Merkmalen haben [6]. Auch ein positiver Test auf MPO-ANCA ist in den Kriterien stark gewichtet, und es ist theoretisch möglich einen Patienten nur auf der Grundlage eines positiven MPO-ANCA-Ergebnisses als MPA-Patienten zu klassifizieren [7]. Sowohl Hämaturie als auch PR3-ANCA sind negative Items in den neuen EGPA-Klassifizierungskriterien. Glomerulonephritis und ANCA sind Krankheitsmerkmale, die, wenn vorhanden, für die Diagnose von EGPA hilfreich sein können [8]. Die ACR/EULAR-Kriterien sind für die Klassifizierung von Vaskulitis bestimmt wenn die Diagnose einer Vaskulitis grundsätzlich bereits gestellt wurde und sind explizit nicht für die Anwendung bei der primären Diagnosestellung einer Vaskulitis validiert und für diesen Zweck auch nicht geeignet.

Zusammengefasst ist der Nachweis von PR3- oder MPO-ANCA ohne eine AAV-entsprechende Klinik nicht ausreichend für die Diagnosestellung oder Aktivitätsbeurteilung einer GPA/MPA oder Eosinophilen-GPA (früher Churg-Strauss-Syndrom).

4.2. Literatur

1. Choi HK, Liu S, Merkel PA, Colditz GA, Niles JL. Diagnostic performance of antineutrophil cytoplasmic antibody tests for idiopathic vasculitides: metaanalysis with a focus on antimyeloperoxidase antibodies. J Rheumatol 2001;28:1584-90.

2. Csernok E, Hellmich B. ANCA-Diagnostik bei Vaskulitiden [ANCA diagnostics in vasculitis]. Z Rheumatol 2020;79(7):669-678.

3. Bossuyt X, Cohen Tervaert JW, Arimura Y, Blockmans D, Flores Suárez LP, Guillevin L, Hellmich B, Jayne D, Jennette JC, Kallenberg CM, Radice A, Savige JA, Sinico A, Specks U, van Paassen P, Zhao MH, Rasmussen N, Damoiseaux J, Csernok E. Revised international consensus statement on testing of anti-neutrophil cytoplasm antibodies in small vessel vasculitis. Nature Rev Rheumatology 2017;13:683-692

4. Tomasson G, Grayson PC, Mahr AD et al. Value of ANCA measurements during remission to predict a relapse of ANCA-associated vasculitis – a meta-analysis. Rheumatology (Oxford) 2012;51:100-109.

5. Cornec D, Gall EC, Fervenza FC, Specks U. ANCA-associated vasculitis – clinical utility of using ANCA specificity to classify patients. Nat Rev Rheumatol 2016;12 (10):57-9

6. Robson JC et al. American College of Rheumatology/European Alliance of Associations for Rheumatology classification criteria for granulomatosis with polyangiitis. Ann Rheum Dis 2022;81:315-320.

7. Suppiah R et al. American College of Rheumatology/European Alliance of Associations for Rheumatology classification criteria for microscopic polyangiitis. Ann Rheum Dis 2022;81:321-326.

8. Grayson PC et al. American College of Rheumatology/European Alliance of Associations for Rheumatology Classification Criteria for Eosinophilic Granulomatosis with PolyangiitisAnn Rheum Dis 2022;81:309-314.

Histopathologie

5. Histopathologie

ANCA-assoziierte Vaskulitiden werden gemäß der Chapel-Hill-Konsensus-Konferenz [1] als Vaskulitiden eingeordnet, die vorwiegend kleine Gefäße betreffen, definiert als kleine intraparenchymale Arterien, Arteriolen, Kapilaren und Venolen ("Kleingefäßvaskulitis"). Jedoch können auch mittelgroße Arterien und Venen betroffen sein, so dass ein Befall größerer Gefäße eine ANCA-assoziierte Vaskulitis keinesfalls ausschließt [1, 2]. Typischerweise handelt es sich um eine nekrotisierende Kleingefäßvaskulitis (☞ Abb. 5.1), die prinzipiell in allen Organen auftreten kann. Während bei mikroskopischer Polyangiitis (MPA) ausschließlich vaskulitische Manifestationen auftreten, jedoch keine extravaskulären Granulome, sind bei Granulomatose mit Polyangiitis (GPA, ehemals M. Wegener) und (seltener) bei eosinophiler Granulomatose mit Polyangiitis (EGPA, ehemals Churg-Strauss-Syndrom) zusätzlich zur Vaskulitis extravaskuläre nekrotisierende Granulome charakteristisch (☞ Abb. 5.2, 5.3 und 5.8) [1, 2]. Eine granulomatöse Vaskulitis tritt praktisch kaum auf.

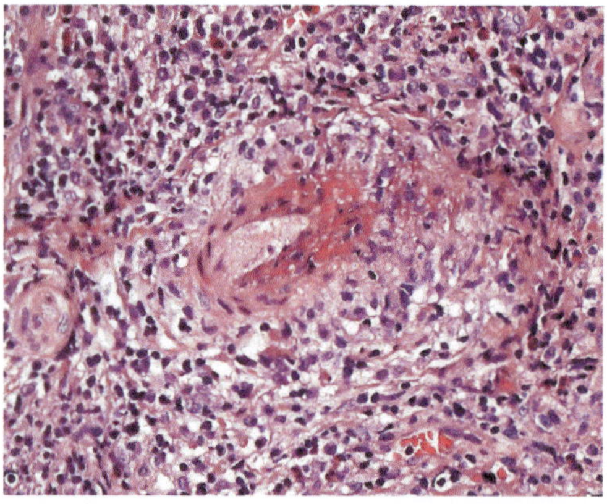

Abb. 5.1: GPA. Nekrotisierende Kleingefäßvaskulitis im oberen Respirationstrakt. Subendotheliale fibrinoide Nekrose einer Arteriole. Sehr dichtes gemischtes Entzündungszellinfiltrat in der Umgebung. Bei MPA tritt ein gleichartiges Bild der Vaskulitis auf, jedoch keine extravaskulären entzündlichen Veränderungen.

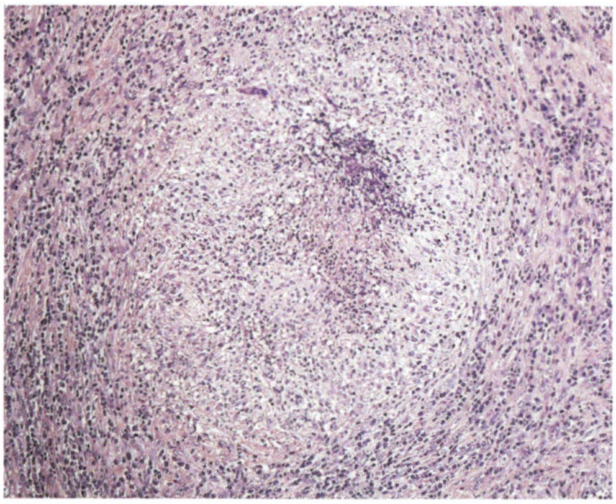

Abb. 5.2: GPA. Charakteristisches, unscharf begrenztes epitheloidzelliges Granulom der Lunge mit einzelnen histiozytären Riesenzellen mit zentralem, granulozytenreichen Mikroabszess.

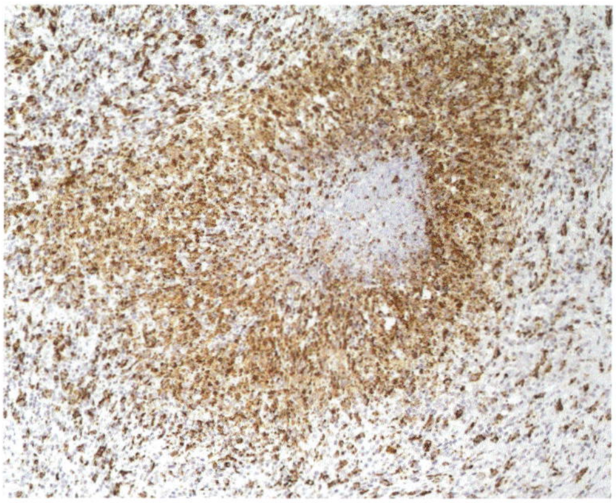

Abb. 5.3: GPA. Gleiches Areal wie Abb. 5.2, Makrophagen und histiozytäre Riesenzellen braun dargestellt (immunhistochemische Darstellung von CD68), zentral neutrophile Granulozyten blau.

Im oberen und unteren Respirationstrakt bevorzugt, jedoch prinzipiell auch jedem anderen Organ, können sich bei GPA extravaskuläre Granulome ausbilden, zunächst um kleine neutrophilenreiche Mikroabszesse (☞ Abb. 5.2 und 5.3), später mit Ausbildung landkartenartiger Nekrosen (☞ Abb. 5.4), häufig bereits vor der Ausbildung einer Vaskulitis. Seltener tritt bei GPA eine pulmonale neutrophile Kapillaritis mit hämorrhagischer Alveolitis auf, wie sie bei MPA häufiger ist [3, 4]. Ein kutaner Befall bei GPA manifestiert sich in der

Mehrzahl der Fälle als nekrotisierende Kleingefäßvaskulitis der Haut (leukozytoklastische Vaskulitis) [5].

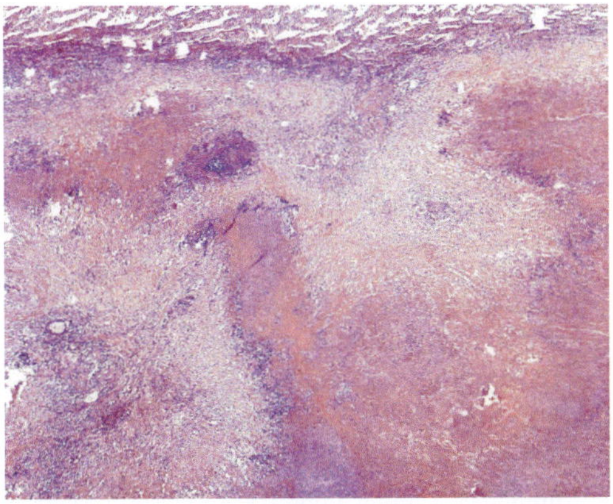

Abb. 5.4: GPA. Konfluierende nekrotisierende Granulome der Lunge mit zentralen landkartenartig konturierten Nekrosen.

Die EGPA zeigt im Respirationstrakt zumeist nur eine interstitielle Eosinophilie und ist hierbei von allergischer Rhinitis bzw. Asthma histopathologisch häufig nicht zu unterscheiden [4]. Daneben kann auch eine eosinophile Pneumonie auftreten (☞ Abb. 5.5), seltener eosinophilenreiche Granulome.

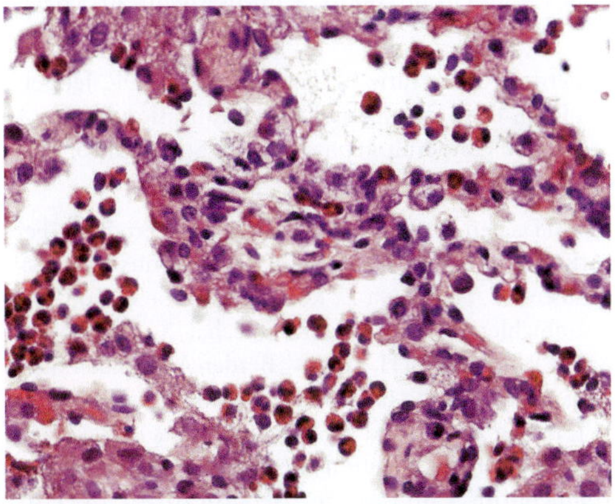

Abb. 5.5: EGPA. Eosinophile Pneumonie mit zahlreichen eosinophilen Granulozyten intraalveolär.

Charakteristisch für die EGPA ist eine interstitielle Eosinophilie auch in anderen Organen, z.B. Skelettmuskel oder Myokard (☞ Abb. 5.6) sowie eine nekrotisierende Kleingefäßvaskulitis der Haut (leukozytoklastische Vaskulitis mit und ohne Eosinophilie), der peripheren Nerven (☞ Abb. 5.7) oder der Skelettmuskulatur [5, 6].

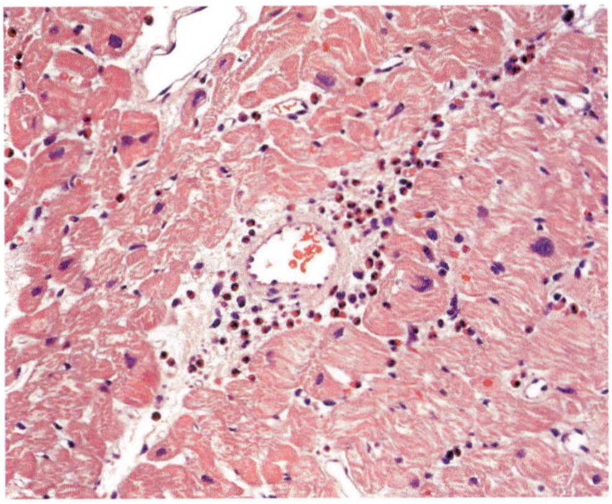

Abb. 5.6: EGPA. Eosinophilenreiche Myokarditis mit zahlreichen eosinophilen Granulozyten interstitiell. Keine Vaskulitis des zentral erfassten Blutgefäßes.

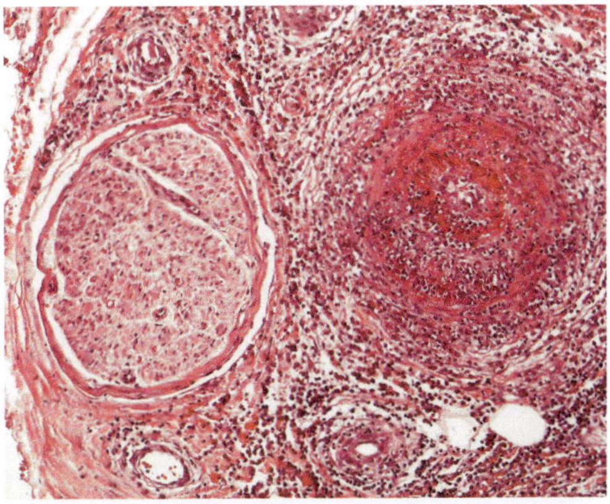

Abb. 5.7: EGPA. Periphere Nervenbiopsie mit eosinophilenreicher nekrotisierender Vaskulitis einer perineural gelegenen kleinsten Arterie bzw. Arteriole.

Die Eosinophilie kann unter Steroidtherapie fehlen. Nur selten treten bei EGPA eosinophile Granulome auf (☞ Abb. 5.8).

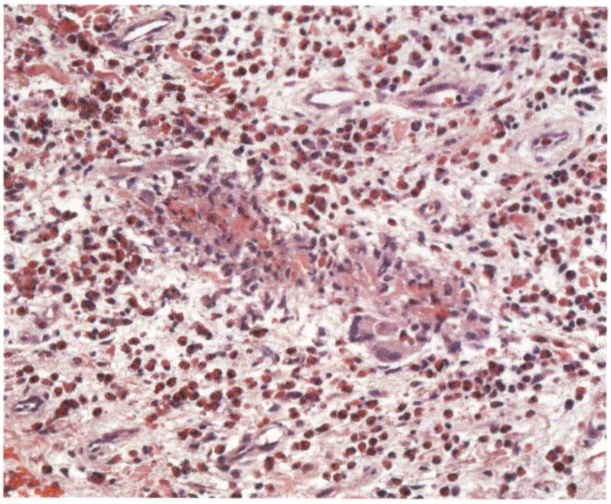

Abb. 5.8: EGPA. Eosinophilenreiches Granulom mit kleiner zentraler Nekrose im Epikard (gleicher Fall wie Abb. 5.6).

An der Niere führen alle ANCA-assoziierten Vaskulitiden mit unterschiedlicher Häufigkeit zu einer morphologisch weitgehend gleichartigen fokalen und segmentalen nekrotisierenden Glomerulonephritis (GN) mit Halbmondbildung und schließlich Sklerose der Glomeruli (☞ Abb. 5.9), welche die häufigste Ursache der klinisch gefürchteten rapid progressiven GN darstellt [7, 8]. Charakteristischerweise lassen sich kaum oder wenig Immunkomplexablagerungen nachweisen (pauci-immune GN bzw. Vaskulitis).

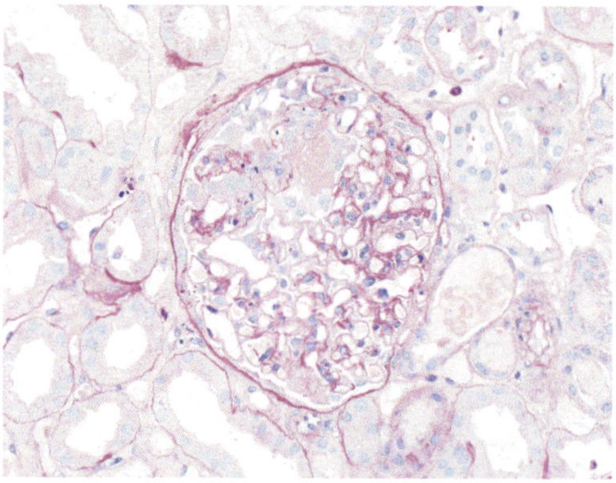

Abb. 5.9: MPA, GPA oder EGPA. ANCA-assoziierte nekrotisierende Glomerulonephritis mit segmentalen frischen Schlingennekrosen (oben), mesangialen Synechien und beginnender Halbmondbildung (oben links). Aufnahme Prof. Dr. T. Wiech, Hamburg.

5.1. Literatur

1. Jennette JC, Falk RJ, Bacon PA, Basu N, Cid MC, Ferrario F et al. 2012 revised International Chapel Hill Consensus Conference Nomenclature of Vasculitides. Arthritis Rheum 2013;65(1):1-11.

2. Churg A. Pathologic features of vasculitis. In: Ball GV, Fessler BJ, Bridges, SL (Hrsg.) Vasculitis, 3rd edition, Oxford University Press, Oxford/New York 2014;101-118.

3. Holle JU, Gross WL, Latza U, Nölle B, Ambrosch P, Heller M, Fertmann R, Reinhold-Keller E. Improved outcome in 445 patients with Wegener's granulomatosis in a German vasculitis center over four decades. Arthritis Rheum 2011;63(1):257-266.

4. Holl-Ulrich K. Vaskulitis. In: Krenn V, Rüther W (Hrsg.) Pathologie des Bewegungsapparates. De Gruyter, Berlin/Boston 2012;213-51.

5. Frumholtz L, Laurent-Roussel S, Aumaître O, Maurier F, Le Guenno G, Carlotti A, Dallot A, Kemeny JL, Antunes L, Froment N, Fraitag S, London J, Berezne A, Terris B, Le Jeunne C, Mouthon L, Aractingi S, Guillevin L, Dupin N, Terrier B; French Vasculitis Study Group. Clinical and pathological significance of cutaneous manifestations in ANCA-associated vasculitides. Autoimmun Rev 2017;16(11):1138-1146.

6. Comarmond C, Pagnoux C, Khellaf M, Cordier JF, Hamidou M, Viallard JF et al. French Vasculitis Study Group. Eosinophilic granulomatosis with polyangiitis (Churg-Strauss): clinical characteristics and long-term follow-up of the 383 patients enrolled in the French Vasculitis Study Group cohort. Arthritis Rheum 2013;65(1): 270-281.

7. Berden AE, Ferrario F, Hagen EC, Jayne DR, Jennette JC, Joh K et al. Histopathologic classification of ANCA-associated glomerulonephritis. J Am Soc Nephrol 2010; 21(10):1628-36.

8. van Daalen EE, Wester Trejo MAC, Göçeroðlu A, Ferrario F, Joh K, Noël LH, Ogawa Y, Wilhelmus S, Ball MJ, Honsova E, Hruskova Z, Kain R, Kimura T, Kollar M, Kronbichler A, Lindhard K, Puéchal X, Salvatore S, Szpirt W, Takizawa H, Tesar V, Berden AE, Dekkers OM, Hagen EC, Oosting J, Rahmattulla C, Wolterbeek R, Bos WJ, Bruijn JA, Bajema IM. Developments in the Histopathological Classification of ANCA-Associated Glomerulonephritis. Clin J Am Soc Nephrol 2020;15(8):1103-1111.

Klinisches Erscheinungsbild und Diagnostik

6. ANCA-assoziierte Vaskulitiden: Klinisches Erscheinungsbild und Diagnostik

6.1. Granulomatose mit Polyangiitis – GPA

Die Granulomatose mit Polyangiitis (GPA) ist histopathologisch definiert als nekrotisierende Vaskulitis kleiner und mittelgroßer Gefäße (Kapillaren, Arteriolen, Venolen, Arterien und Venen), einhergehend mit granulomatöser Entzündung, die meist die oberen und unteren Atemwege betrifft [1]. Mit einer Prävalenz zwischen 100 und 137 pro Million und einer Inzidenz von ca. 5 bis 8,5 pro Million Personenjahren in Europa ist sie die häufigste der ANCA-assoziierten Vaskulitiden [2, 3].

Neben einer Vaskulitis kleiner (und mittelgroßer) Gefäße besteht bei der GPA histologisch eine nekrotisierende granulomatöse Entzündung, die mit entzündlichen Raumforderungen ("Granulomen") assoziiert sein kann. Die granulomatösen Krankheitsmanifestationen sind meist im HNO-Trakt, den oberen und unteren Atemwegen, sowie den Orbitae lokalisiert. Die häufigsten Manifestationsorte der nekrotisierenden Vaskulitis sind die Lunge (oft in Form einer Kapillaritis mit Hämorrhagie) und die Nieren in Form einer nekrotisierenden Glomerulonephritis, jedoch kann praktisch jedes Organ des Körpers betroffen sein. Eine der schwersten Verlaufsformen der GPA ist das pulmorenale Syndrom mit gleichzeitigem Auftreten von renalem und respiratorischem Versagen infolge von Glomerulonephritis und alveolärer Hämorrhagie [1, 4-6].

6.1.1. Frühe Symptome und lokalisiertes Stadium

Nicht selten manifestiert sich die GPA zunächst (über Monate bis manchmal Jahre hinweg) im Hals-Nasen-Ohren (HNO)-Trakt und den oberen Atemwegen mit blutig-borkiger Rhinitis und rezidivierenden Sinusitiden oder Otitiden. Häufig berichten an GPA erkrankte Patienten, dass, aufgrund der chronischen Beschwerden, wiederholt operative Sanierungen im HNO-Trakt erfolgt sind. Diese für sich genommen nicht krankheitsspezifischen Beschwerdentreten häufig in der Frühphase einer GPA auf (die sich jedoch auch rasch und fulminant verlaufend entwickeln kann) und werden häufig über einen längeren Zeitraum nicht erkannt. Im weiteren Verlauf besteht das Risiko der Generalisation der Erkrankung mit systemischer Vaskulitis und schwerer Beteiligung innerer Organe [7-9].

Nur bei einem kleinen Prozentsatz der Patienten persistiert die GPA in diesem auf den HNO-Trakt und die oberen Atemwege beschränkten Stadium, dem sogenannten lokalisierten Stadium, zu dem formal auch subglottische entzündliche Stenose, Tracheobronchitis und die Bildung von Granulomen in Nasennebenhöhlen, Lunge oder Orbitae gezählt werden [7-9]. (Zur Einteilung in die traditionell verwendeten Krankheitsstadien lokalisiert, frühsystemisch, generalisiert und schwer ☞ Kap. 7. zu Stadien/Aktivitätsbestimmung/Scores).

Die Diagnose ist in diesem frühen Stadium oft schwierig zu stellen. Die Histologie der Nasen(-nebenhöhlen)-Schleimhaut ist nur in ca. 50 % der Fälle diagnostisch wegweisend, auch der Nachweis von ANCA (Anti-Neutrophile Zytoplasmatische Antikörper) gelingt im auf den HNO-Trakt beschränkten Stadium nur bei der Hälfte der Erkrankten [8-11]. Auch weitere unspezifische Beschwerden, wie B-Symptomatik und entzündliche Serologie treten nicht selten vor der Manifestation des Vollbildes einer multisystemischen GPA auf. Gleichzeitig sind ANCA-Testung und Histopathologie auch im Frühstadium die wichtigsten diagnostischen Instrumente zur Eingrenzung der Beschwerden.

6.1.2. Organmanifestationen und Diagnostik

6.1.2.1. Organmanifestationen

Allgemeinsymptome

Wie jede systemische Vaskulitis kann die GPA mit Fieber, Gewichtsverlust, Nachtschweiß, allgemeinem Krankheits- und -schwächegefühl, sowie herabgesetzter Leistungsfähigkeit (B-Symptomatik) einhergehen.

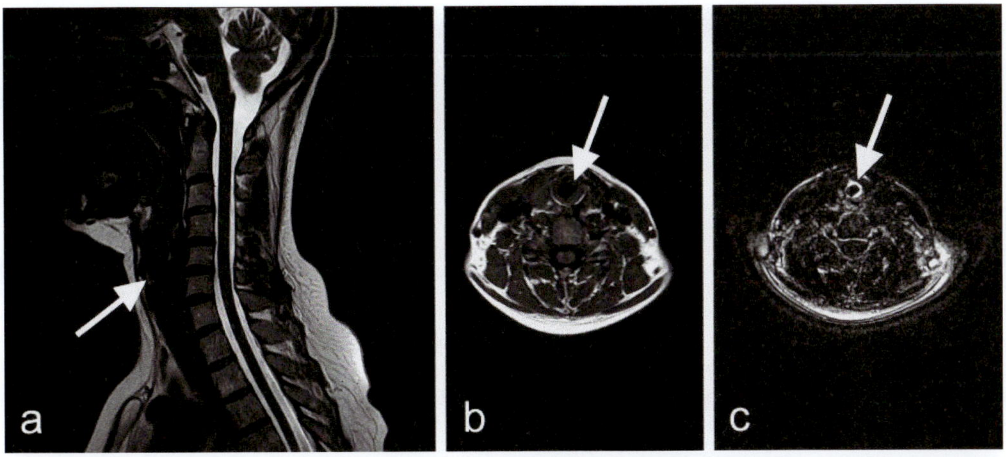

Abb. 6.1: Subglottische Stenose mit verdicktem subglottischem Weichgewebe (Pfeile) bei einer 39-jährigen Patientin mit GPA. MRT der Halsweichteile, T1-Sequenz, Darstellung sagittal (**a**) und transversal (**b**). Deutliche Kontrastmittelanreicherung in den dynamischen Sequenzen, transversal (**c**). Mit freundlicher Genehmigung durch Dr. M. Lorenzen, Praxis für Radiologie, Medizinisches Versorgungszentrum im Klinikum Bad Bramstedt.

HNO-Trakt, obere und untere Atemwege

Die Beteiligung des HNO-Traktes ist oft die initiale Manifestation der Erkrankung und tritt bei einem Großteil der Patienten mit GPA auf [6, 8, 12]. Klinisch äußert sie sich durch Rhinitis und Epistaxis sowie den Abgang blutiger Krusten aus der Nase. Chronisch-rezidivierende, antibiotikaresistente Sinusitiden, Otitiden und Mastoiditiden sind häufig. Durch Schädigung von Mittel- oder Innenohr können Schallleitungs- und Innenohrschwerhörigkeiten bis zur Ertaubung entstehen. Eine chronisch-entzündliche Beteiligung von Trachea und Bronchien kann Stenosierungen zur Folge haben (15 bis 55 % der Patienten) [7]. Prädilektionsstelle ist hier die subglottische Region, in der es zur Ausbildung einer subglottischen Stenose (10 bis 20 % der Patienten; ☞ Abb. 6.1) kommen kann, deren Leitsymptome Heiserkeit und ein inspiratorischer Stridor, bei höhergradiger Ausprägung auch ausgeprägte Dyspnoe sind. Vereinzelt sind Beteiligungen der Speicheldrüsen beschrieben worden [6-8, 12].

Die entzündlichen Raumforderungen bzw. die granulomatöse Entzündung treten vor allem in Nasennebenhöhlen, Orbitae (☞ Abb. 6.2) und der Lunge auf (☞ Abb. 6.3). Die orbitalen Manifestationen entstehen wohl insbesondere durch Perforation der Orbitawände durch granulomatöse Entzündung aus den Nasennebenhöhlen, sind aber eine seltene Manifestation (bei ca. 5 % der GPA-Patienten) [13].

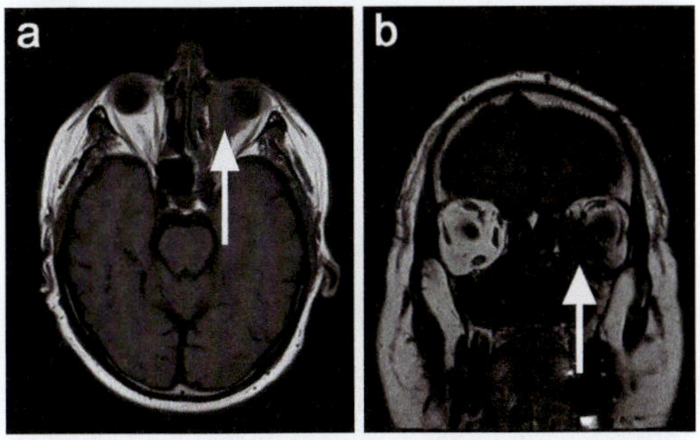

Abb. 6.2: Orbitales Granulom (Pfeile), klinisch manifest durch Doppelbilder bei einem 69-jährigen Patienten mit GPA. MRT des Schädels, T1-Sequenz, Darstellung transversal (**a**) und coronar (**b**). Mit freundlicher Genehmigung durch Dr. C. Steffens, Radiologiezentrum Nordharz, Goslar.

Die granulomatöse Entzündung kann zu ausgeprägten lokalen Destruktionen führen (ossäre Destruktionen, insbesondere der Nasennebenhöhlen und Orbitawand, Schädigung von Auge und Nervus opticus bis zur Erblindung, Exophthalmus, Tränenwegsstenosen, *per-continuitatem*-Läsionen diverser Hirnnerven [insbesondere II, VII und VIII] mit entsprechenden Ausfällen sowie die Schädigung der Nasenscheidewand mit Nasenseptumperforation, Sattelnasendeformität [☞ Abb. 6.4a] bis hin zum Monocavum nasi [☞ Abb. 6.4b] bei kompletter Destruktion von Nasenscheidewand und Conchae) [6 8, 13].

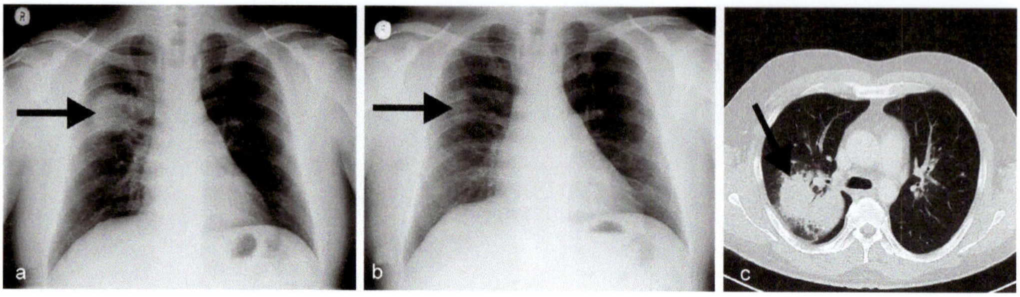

Abb. 6.3: Großes pulmonales Granulom (Pfeile) bei einem 37-jährigen Patienten mit GPA. Darstellung im konventionellen Röntgen (Thorax p.a.) vor (**a**) und 4 Monate nach (**b**) Therapie mit Rituximab. Zustand vor Therapie in der CT-Thorax (**c**). Mit freundlicher Genehmigung durch Dr. M. Lorenzen, Praxis für Radiologie, Medizinisches Versorgungszentrum im Klinikum Bad Bramstedt (**a+b**) und Dr. M. El-Sheik, Radiologisches Zentrum am Diakonieklinikum Jung-Stilling, Siegen (**c**).

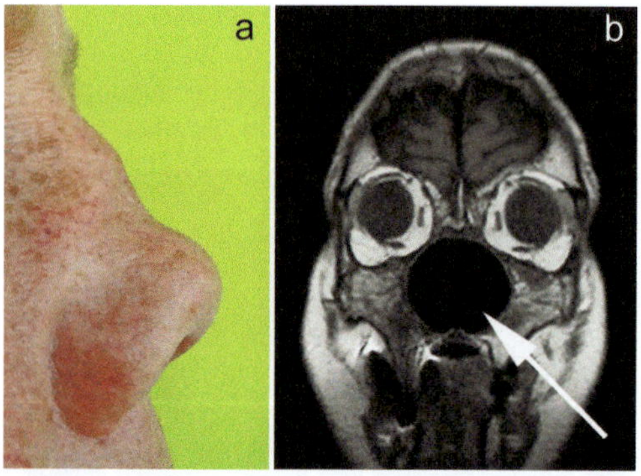

Abb. 6.4a+b: **a**: Sattelnase. **b**: Monocavum nasi (Pfeil) bei einem 46-jährigen Patienten mit GPA. Zustand nach schwergradiger granulomatöser Rhinitis und Sinusitis mit vollständiger Destruktion von Nasenseptum und Conchae. Kranielle MRT, T1-Sequenz, coronar. Mit freundlicher Genehmigung durch Dr. M. Lorenzen, Praxis für Radiologie, Medizinisches Versorgungszentrum im Klinikum Bad Bramstedt.

Zur Diagnostik erfolgt meist eine HNO-ärztliche Mitbeurteilung inklusive Endoskopie/Laryngoskopie (bei orbitaler Beteiligung auch eine augenärztliche Mitbeurteilung). Zur Bildgebung von HNO-Trakt, Orbitae und subglottischer Region sind die MRT oder CT geeignet. Zur histologischen Diagnosesicherung bieten sich insbesondere tiefe Nasenschleimhautbiopsien (in ca. 50 % der Fälle hier histologisch unspezifische Entzündung) an [10, 11].

Lunge

Häufige eher der granulomatösen Entzündung zugeordnete Manifestationen der GPA sind entzündliche Raumforderungen und eine ulzerierende Tracheobronchitis mit oder ohne bronchiale Stenosierungen. Die Lunge kann bei GPA jedoch auch von eher vaskulitischen Manifestationen (eine strenge Trennung zwischen granulomatöser und vaskulitischer Manifestation ist jedoch oft nicht möglich) in Form einer Alveolitis und Kapillaritis betroffen sein. Sie äußert sich oft unspezifisch zunächst als Husten oder Dyspnoe. Nicht selten werden diese Manifestationen zunächst unter der naheliegenden Verdachtsdiagnose einer bakteriellen Pneumonie erfolglos antibiotisch behandelt. Eine häufige und schwerwiegende Manifestation (7-45 %) ist das pulmonale Hämorrhagiesyndrom [5, 14] auf dem Boden einer pulmonalen Kapillaritis, bei dem es rasch zu lebensbedrohlichen pulmonalen Blutungen mit respiratorischem Versagen kommen kann. Neben großflächigen infiltrativen Veränderungen in der Bildgebung kann es zu Hämoptysen (ca. 30 % der Patienten) und rapidem Abfall des Blut-Hämoglobins mit hämorrhagischem Schock kommen [4, 5, 14, 15].

In Röntgen und CT können die Manifestationen der GPA oft als Infiltrate oder (einschmelzende) Rundherde dargestellt werden. Nicht selten ist die Durchführung einer Bronchoskopie mit bronchoalveolärer Lavage (BAL) notwendig, um die Manifestation einer GPA von Infektionen abzugrenzen. Hier zeigen sich meist neutrophile Alveolitiden und – im Falle eines alveolären Hämorrhagiesyndroms – deutliche Zeichen einer Blutung. Keime können üblicherweise nicht nachgewiesen werden.

Zur Abgrenzung von Malignomen können endoskopische, CT-gesteuerte oder seltener offen chirurgische Biopsien pulmonaler Rundherde nötig sein [7, 14, 15].

Niere

Die häufige Nierenbeteiligung [16] der GPA ist die rapid-progressive nekrotisierende Glomerulonephritis (GN). Diese hat oft ein rasches Nierenversagen zur Folge und kann bereits initial zur Dialysepflicht führen. Bei rechtzeitiger Therapie kann der bereits eingetretene Schaden reversibel sein. 50 bis 60 % der Patienten mit initialer Dialysebehandlung benötigen diese nicht langfristig [16]. Die GN bei GPA kann jedoch auch eine chronische terminale Niereninsuffizienz zur Folge haben. Die Nierenbeteiligung und eine eingeschränkte Nierenfunktion gehen mit einer Erhöhung der Mortalität einher, weiterhin erhöht eine Nierenbeteiligung bei GPA die Wahrscheinlichkeit kardiovaskulärer Ereignisse [16]. Insgesamt hat sich die renale Prognose bei ANCA-assoziierten Vaskulitiden in den letzten Jahrzehnten gebessert [17].

Diagnostisch ist neben Untersuchungen der Nierenretentionsparameter im Blut und Urinanalytik (Urinstatus/Urinsediment, 24 h-Proteinurie, Protein-Kreatinin-Ratio, bei aktiver Nierenbeteiligung typischerweise Nachweis eines nephritischen Sediments mit Akanthozyten und Erythrozytenzylindern, teils mit Proteinurie) die Nierenbiopsie wegweisend. Hier zeigt sich eine nekrotisierende intra- und extrakapilläre Glomerulonephritis mit fehlenden oder geringgradigen Immunkomplexablagerungen (pauci-immun) [1, 6, 16].

Muskuloskelettales System

Arthritiden und Myositiden können als Manifestation der GPA auftreten und bei differentialdiagnostischer Unklarheit ggf. mittels Bildgebung weiter abgeklärt werden [6]. Bei V.a. Myositis kann eine Biopsie sinnvoll sein [18].

Zentralnervensystem

Eine Beteiligung des Zentralnervensystems bei GPA ist selten [6, 19, 20]. Dies kann in Form einer zerebralen Vaskulitis oder granulomatöser Veränderungen des ZNS auftreten. Im Rahmen von Meningitiden (meist Pachy-, selten Leptomeningitiden) kann es zu massiven Cephalgien, Bewusstseinsstörungen, Krampfanfällen und Lähmungen kommen [19]. Die in Einzelfällen beschriebene meningitische Beteiligung des Myelons führte meist zu einer Paraplegie [21].

Ebenso kann es zum Befall einzelner oder multipler Hirnnerven (in Einzelfällen als Tolosa-Hunt-Syndrom) kommen, klinisch apparent durch isolierten Ausfall der entsprechenden Hirnnervenfunktionen [19]. Auch eine Beteiligung des Nervus opticus (z.B. als Zentralarterienverschluss oder anteriore ischämische Opticusneuropathie, AION) mit plötzlicher Amaurosis wurde beschrieben.

Weiterhin kann es im Rahmen der ZNS-Vaskulitis [19] sowohl zu hämorrhagischen, als auch zu ischämischen Insulten und arteriellen sowie venösen thrombembolischen Ereignissen mit teils akuten, teils chronischen unspezifischen Beschwerden kommen, darunter zum Beispiel transiente ischämische Attacken, Schlaganfälle, Krampfanfälle oder Demenz [21].

Eine seltene ZNS-Manifestationen ist die granulomatöse Hypophysitis [19]. Diese äußert sich durch einen zentralen Diabetes insipidus oder Hyperprolaktinämie, auch Fälle von Panhypopituitarismus sind beschrieben worden.

Neben Schnittbilduntersuchungen des Schädels (CT, MRT) können zur weiteren Abklärung Liquoruntersuchungen (meist Pleozytose mit Lymphozytendominanz, erhöhte Proteinkonzentrationen) [21], EEG und die Ableitung evozierter Potentiale erfolgen. Die bildmorphologische Abgrenzung von atherosklerotischen Veränderungen ist häufig schwierig, neben interdisziplinärer Beurteilung der Fälle kann eine Aktivitätsbeurteilung der Grunderkrankung außerhalb des ZNS diagnostische Hinweise liefern. In Einzelfällen erfolgt auch die bioptische Abklärung.

Augen

Am Auge äußert sich die GPA in Form von Konjunktivitiden, Episkleritiden, Skleritiden, Keratitiden und Uveitiden [6, 22]. Bei schwerem Verlauf können Manifestationen am Auge ulzerieren. Die Patienten klagen über schmerzhaft gerötete Augen, selten auch Sehstörungen. Das Auge ist zusätzlich durch lokal destruierende granulomatöse Manifestationen gefährdet (Tränendrüsen- und Orbitagranulome, ossäre Destruktionen mit Perforation in die Orbita). Bei orbitalen Raumforderungen kann es zu Exophthalmus und Doppelbildern kommen, in bis zu 20 % ist eine Erblindung auf der betroffenen Seite die Folge [13]. Auch im Falle einer ischämischen Optikusneuropathie kann es zur plötzlichen Amaurosis kommen. Eine augenärztliche Mitbetreuung dieser Patienten ist notwendig, gegebenenfalls kann erfolgreich eine zusätzliche lokale Therapie z.B. mit Steroiden erfolgen. Zur Diagnostik orbitaler Prozesse werden üblicherweise CT oder MRT eingesetzt, aus differentialdiagnostischen Gründen ist auch hier gelegentlich eine Biopsie notwendig.

Gastrointestinaltrakt

Eine Beteiligung des Gastrointestinaltraktes bei GPA ist selten [23]. Die nekrotisierende Vaskulitis kann im Bereich des Gastrointestinaltraktes in Form von Ulcerationen, Gastritis, Peritonitis, Darmverschlüssen und -perforationen, sowie Appendizitiden, Cholezystitiden und Pankreatitiden auftreten. Die Symptome sind unspezifisch und bei vielen Magen- und Darmerkrankungen vorhanden: Erbrechen und Diarrhoen, abdominelle Schmerzen bis zum "akuten Abdomen", Hämatochezie, Meläna und Hämatemesis. Neben oberer und unterer Endoskopie wird diagnostisch vor allem die CT und selten die Angiographie eingesetzt.

Herz

Die seltene Herzbeteiligung [24, 25] bei GPA manifestiert sich als Perikarditis, Myokarditis oder Koronariitis. Herzrhythmusstörungen, Myokardinfarkte und Kardiomyopathie mit Herzinsuffizienz können die Folge sein. Symptomatisch werden diese als Angina pectoris oder Dyspnoe. Weiterhin sind Fälle von granulomatöser Valvulitis/Endokarditis beschrieben. Die Abgrenzung von bakteriellen Endokarditiden ist schwierig, insbesondere da bei diesen in 18 % der Fälle ANCA, in 8 % mit MPO- oder PR3-Subspezifität nachgewiesen werden können [26]. Auch kann eine bakterielle Endokarditis klinische Symptome wie eine primäre Vaskulitis hervorrufen. Im Zweifelsfall muss bei differentialdiagnostisch denkbarer bakterieller Endokarditis (bis zum Beweis des Gegenteils) auch antibiotisch behandelt werden.

Zur Beurteilung einer kardialen Beteiligung bei GPA können weiterhin EKG, Echokardiographie, Coronarangiographie und Kardio-MRT Verwendung finden.

Peripheres Nervensystem

Eine Beteiligung des peripheren Nervensystems, ausgelöst durch Vaskulitis der Vasa nervorum, äußert sich als Neuropathie vom Typ der Mononeuritis multiplex, als akrodistal-symmetrische Polyneuropathie oder als Mischbild. Sie kann langsam auftreten oder rapide binnen Tagen fortschreiten [27, 28].

Klinisch äußert sich dies in ausgeprägten Kribbelparästhesien, Schmerzen, Hyperalgesie und Hyposensibilität im Versorgungsgebiet der betroffenen Nerven. Insbesondere bei der Mononeuritis kommt es häufig zu Lähmungen der betroffenen Muskelgruppen, z.B. einer Fußheberparese mit Steppergang bei Läsion des Nervus fibularis (peroneus) communis. Neben der klinischen Testung von Sensibilität (insbesondere der Pallästhesie) und Motorik kann die PNP elektrophysiologisch objektiviert werden. In unklaren Fällen kann die histologische Sicherung durch eine Suralisbiopsie erfolgen.

Haut

Die kutane Beteiligung [29, 30] äußert sich typischerweise als palpable Purpura, seltener als Livedo racemosa. Bei schwerer Beteiligung können ausgeprägte Ulzerationen entstehen. Meist sind die Extremitäten betroffen. In seltenen Fällen kommt es auch zur Beteiligung der Mundschleimhaut mit ausgeprägter Gingivitis. Die Haut ist einer bioptischen Sicherung leicht zugänglich.

Seltene Manifestationen

Praktisch jedes Organ kann von einer GPA betroffen sein, z.B. auch Prostata, Ovar oder Blase [31]. Vielfältige seltene Einzelmanifestationen finden sich in der Literatur, meist kann der pathogenetische Zusammenhang erst bioptisch gesichert werden.

6.1.3. Diagnostik

Anamnese und klinische Untersuchung

Aufgrund der vielfältigen Manifestationsformen der GPA ist eine sorgfältige Anamnese und Untersuchung notwendig. Viele wegweisende Symptome lassen sich bereits anamnestisch und klinisch eruieren. Die Anamnese kann zur besseren Übersicht nach typischerweise betroffenen Organsystemen gegliedert werden (☞ Tab. 6.1). Gezielt erfragt bzw. untersucht werden sollten B-Symptomatik, Sinusitiden, Otitiden, blutig-borkige Rhinitis (HNO-Trakt), Schwerhörigkeit/Taubheit, Dyspnoe, Hämoptysen und Thoraxschmerz (kardiopulmonales System), Schmerzen des muskuloskelettalen Systems, Cephalgien und Paresen (ZNS), Veränderungen der Augen, kutane Purpu-

Betroffenes Organ	Häufigkeit	Manifestation	Mögliche Diagnostik
Allgemein-symptome einer chroni-schen Entzün-dung	40 – 88%	• Fieber, Gewichtsverlust, Nacht-schweiß • Myalgien, Arthralgien	• klinische Untersuchung • Vitalzeichen • Labordiagnostik (z.B. Entzündungs-werte, Blutbild) • Ausschluss von Differentialdiagnosen (z.B. Malignome, Infektionen, andere Autoimmunerkrankungen)
HNO-Trakt	72 - 99 %	• blutig-borkige Rhinitis • Sinusitis, Otitis, Mastoiditis • subglottische Stenose • Raumforderungen der NNH • Schwerhörigkeit • destruierende Prozesse, z.B. Sattel-nase, Septumperforation, Destruk-tion knöcherner Strukturen	• HNO-ärztliche Mitbeurteilung (inkl. Endoskopie/Laryngoskopie) • CT/MRT • Audiometrie • Biopsie
Lunge	52-94 %	• pulmonale Raumforderungen • Alveolitis/Pneumonitis • alveoläres Hämorrhagie-Syndrom • Pleuritis • Bronchusstenosen	• Lungenfunktionstestung • Röntgen • CT • Bronchoskopie mit BAL • Biopsie • Blutgasanalyse, 6-Minuten-Gehtest
Niere	40-100 %	• nekrotisierende Glomerulonephritis	• Labor mit Nierenfunktions-parametern / GFR • Urinsediment • 24h-Proteinurie, Protein-Krea-Ratio im Urin • Biopsie
Muskulo-skelettal	52-81 %	• Arthritis • Myositis	• Röntgen • Arthrosonographie • MRT • Muskelbiopsie
Zentralnerven-system	3-13 %	• Meningitis • Hirnnervenausfall • ZNS-Vaskulitis mit Insult oderBlu-tung	• CT/MRT/Angiographie • Liquordiagnostik • evtl. EEGevtl. Biopsie
Augen/Orbitae	24-61 %	• Konjunktivitis • Episkleritis • Skleritis • Keratitis • Uveitis • Neuritis nervi optici • ischämische Optikusneuropathie • orbitale Raumforderungen	• augenärztliche Mitbeurteilung • optische Kohärenztomographie • CT/MRT der Orbitae

Betroffenes Organ	Häufigkeit	Manifestation	Mögliche Diagnostik
Gastro-intestinaltrakt	3-19 %	• Ischämie • Ulzera • Blutungen • Organperforation	• Sonographie • Endoskopie • CT/MRT • Biopsie
Herz	0-25 %	• Perikarditis/Myokarditis • Koronariitis • Kardiomyopathie/Herzinsuffizienz • Infarkt • Herzklappenbefall • Herzrhythmusstörungen	• EKG • Echokardiographie • Kardio-MRT • Koronarangiographie • Biopsie • Labor mit Herzenzymen
Peripheres Nervensystem	15-41 %	• Polyneuropathie • Mononeuritis (multiplex)	• neurologische Mitbeurteilung • elektrophysiologische Untersuchungen • Suralisbiopsie
Haut	10-46 %	• Purpura • Ulcera • Nekrosen • Livedo	• dermatologische Mitbeurteilung • Biopsie

Tab. 6.1: Übersicht Organmanifestationen und spezifische Diagnostik, modifiziert nach[12, 37-39]. **HNO** = Hals-Nasen-Ohren; **CT** = Computertomographie; **GFR** = Glomeruläre Filtrationsrate; **NNH** = Nasennebenhöhlen; **MRT** = Magnetresonanztomographie; **BAL** = bronchoalveoläre Lavage; **EKG** = Elektrokardiogramm.

ra und Ulcera und abdominelle Beschwerden. Klinisch offensichtliche Symptome wie ein Stridor (subglottische Stenose), eine Sattelnasenbildung, kutane und okuläre Manifestationen müssen beachtet werden. Bezüglich einer möglichen Polyneuropathie sollte die Prüfung von Pallästhesie (Stimmgabel), Kraftgraden und Reflexen erfolgen. Manche Organmanifestationen, z.B. eine Glomerulonephritis, sind jedoch durch Anamnese und körperliche Untersuchung nicht feststellbar, daher bedarf die umfassende Statuserhebung stets zusätzlicher Laboruntersuchungen und apparativer Untersuchungen, bzw. Bildgebung.

Labordiagnostik

Im Krankheitsschub können die unspezifischen Entzündungsparameter (Blutsenkungsgeschwindigkeit, C-reaktives Protein) deutlich erhöht sein [32].

Typischerweise ist die GPA mit Autoantikörpern gegen Proteinase 3 assoziiert (ca. 75 %). Proteinase 3-ANCA zeigen im indirekten Immunfluoreszenztest ein C-ANCA-Muster (zytoplasmatisches Fluoreszenzmuster) [33, 34]. Selten können stattdessen die vor allem mit der Mikroskopischen Polyangiitis (MPA) assoziierten ANCA gerichtet gegen Myeloperoxidase (die im indirekten Immunfluoreszenztest ein P-ANCA-Muster / perinukleäres Fluoreszenzmuster aufweisen) detektiert werden (ca. 10 %) [33-36]. Auch ANCA-negative Fälle kommen vor [1, 6, 12]. Der klinische Phänotyp der GPA unterscheidet sich zwischen den mehrheitlich vorkommenden Proteinase 3-positiven Patienten und denen mit Myeloperoxidase-ANCA oder ohne ANCA [12, 35, 36].

Bei GPA-Patienten mit langfristig lokalisiertem Stadium gelingt der Nachweis von ANCA nur in ca. 50 % der Fälle. Bei Generalisation mit Manifestation einer systemischen Vaskulitis ist jedoch regelhaft ein ANCA nachweisbar [8, 9].

Organspezifische Diagnostik

Die im klinischen Teil bereits geschilderte organspezifische Diagnostik ist zusammen mit der Häufigkeit der Organbeteiligungen in Tab. 6.1 nochmals übersichtlich gegliedert dargestellt.

Basis- und Verlaufsdiagnostik

Eine organspezifische Untersuchung sollte regelmäßig orientiert an Symptomen und in der Vergangenheit bereits betroffenen Organen erfolgen. Hierbei müssen insbesondere auch Organe berücksichtigt werden, die durch Anamnese und körperliche Untersuchung schlecht erfasst und/oder mit einer Verschlechterung der Prognose behaftet sind (z.B. Glomerulonephritis). Grundsätzlich sollte die Basis- und Verlaufsdiagnostik neben Anamnese und körperlicher Untersuchung daher basale Laboruntersuchungen (Blutbild, Entzündungs- und Nierenretentionsparameter), sowie Urinanalytik inklusive Urinsediment enthalten. Eine Verlaufsbeurteilung der Lunge mittels Lungenfunktionsanalyse und ggf. Bildgebung sollte regelmäßig erfolgen. Bereits betroffene Organsysteme sollten in regelmäßigen Abständen gezielt hinsichtlich Rezidiven bzw. einer Progression untersucht werden (insbesondere auch der HNO-Trakt).

6.1.4. Krankheitsverlauf und Prognose

Die Rezidivrate der GPA variiert und ist von diversen Faktoren abhängig (u.A. der Induktionstherapie, Typ und Dauer der remissionserhaltenden Therapie, ANCA-Spezifität, und weiteren) [40-43]. Die 5-Jahres-Überlebensrate beträgt ca. 80 %, die Standardisierte Mortalitäts-Ratio ist bei der GPA mit ca. 2 weiterhin erhöht [2].

6.1.5. Literatur

1. Jennette JC, Falk RJ, Bacon PA, Basu N, Cid MC, Ferrario F, et al. 2012 revised International Chapel Hill Consensus Conference Nomenclature of Vasculitides. Arthritis Rheum 2013;65:1–11.

2. Bataille PM, Durel CA, Chauveau D, Panes A, Thervet ÉS, Terrier B. Epidemiology of granulomatosis with polyangiitis and microscopic polyangiitis in adults in France. J Autoimmun 2022;133:102910.

3. Redondo-Rodriguez R, Mena-Vázquez N, Cabezas-Lucena AM, Manrique-Arija S, Mucientes A, Fernández-Nebro A. Systematic review and metaanalysis of worldwide incidence and prevalence of Antineutrophil Cytoplasmic Antibody (ANCA) associated vasculitis. J Clin Med 2022;11:2573.

4. Kostianovsky A, Hauser T, Pagnoux C, Cohen P, Daugas E, Mouthon L, et al. Alveolar haemorrhage in ANCA-associated vasculitides: 80 patients' features and prognostic factors. Clin Exp Rheumatol 2012;30:S77-82.

5. Casian A, Jayne D. Management of alveolar hemorrhage in lung vasculitides. Semin Respir Crit Care Med 2011;32:335–45.

6. Holle JU, Gross WL, Latza U, Nölle B, Ambrosch P, Heller M, et al. Improved outcome in 445 patients with Wegener's granulomatosis in a German vasculitis center over four decades. Arthritis Rheum 2011;63:257–66.

7. Alam DS, Rahul S, Raj R, Woodson EA, Rajasekaran K. Upper airway manifestations of granulomatosis with polyangiitis. Clevel. Clin J Med 2012;79:16–21.

8. Holle JU, Gross WL, Holl-Ulrich K, Ambrosch P, Noelle B, Both M, et al. Prospective long-term follow-up of patients with localised Wegener's granulomatosis: Does it occur as persistent disease stage? Ann Rheum Dis 2010;69:1934–9.

9. Hellmich B, Flossmann O, Gross WL, Bacon P, Cohen-Tervaert JW, Guillevin L, et al. EULAR recommendations for conducting clinical studies and/or clinical trials in systemic vasculitis: focus on anti-neutrophil cytoplasm antibody-associated vasculitis. Ann Rheum Dis 2007;66:605–17.

10. Devaney KO, Travis WD, Hoffman G, Leavitt R, Lebovics R, Fauci AS. Interpretation of head and neck biopsies in Wegener's granulomatosis. A pathologic study of 126 biopsies in 70 patients. Am J Surg Pathol 1990; 14:555–64.

11. Pendolino AL, Unadkat S, Zhang H, Pendolino M, Bianchi G, Randhawa PS, et al. The role of surgery in antineutrophil cytoplasmic antibody–associated vasculitides affecting the nose and sinuses: A systematic review. SAGE Open Med. [Internet] 2020;8. Available from: https://www.embase.com/search/results?subaction=viewrecord&id=L2005453777&from=export

12. Puéchal X, Iudici M, Pagnoux C, Cohen P, Hamidou M, Aouba A, et al. Comparative study of granulomatosis with polyangiitis subsets according to ANCA status: data from the French Vasculitis Study Group Registry. RMD Open 2022;8.

13. Holle JU, Voigt C, Both M, Holl-Ulrich K, Nölle B, Laudien M, et al. Orbital masses in granulomatosis with polyangiitis are associated with a refractory course and a high burden of local damage. Rheumatology 2013;52: 875–82.

14. Thickett DR, Richter AG, Nathani N, Perkins GD, Harper L. Pulmonary manifestations of anti-neutrophil cytoplasmic antibody (ANCA)-positive vasculitis. Rheumatology (UK) 2006;45:261–8.

15. Gildea TR. Pulmonary disease in small-vessel vasculitis. Clevel. Clin. J. Med. 2012;79:27–30.

16. de Groot K. Renal disease in small-vessel vasculitis. Cleve Clin J Med 2012;79 Suppl 3:S22-26.

17. Rhee RL, Hogan SL, Poulton CJ, McGregor JA, Landis JR, Falk RJ, et al. Trends in long-term outcomes among patients with Antineutrophil Cytoplasmic Antibody-associated vasculitis with renal disease. Arthritis & Rheumatology (Hoboken, N.J.) 2016;68:1711–20.

18. Conticini E, d'Alessandro M, Al Khayyat SG, D'Alessandro R, D'Ignazio E, Pata AP, et al. Inflammatory muscle involvement in systemic vasculitis: A systematic review. Autoimmunity Reviews 2022;21.

19. Holle JU, Gross WL. Neurological involvement in Wegener's granulomatosis. Curr Opin Rheumatol 2011; 23:7–11.

20. De Luna G, Terrier B, Kaminsky P, Le Quellec A, Maurier F, Solans R, et al. Central nervous system involvement of granulomatosis with polyangiitis: Clinical-radiological presentation distinguishes different outcomes. Rheumatology 2015;54:424–32.

21. Seror R, Mahr A, Ramanoelina J, Pagnoux C, Cohen P, Guillevin L. Central nervous system involvement in wegener granulomatosis. Medicine (USA) 2006;85: 54–65.

22. Garrity JA. Ocular manifestations of small-vessel vasculitis. Clevel Clin J Med 2012;79:31–3.

23. Pagnoux C, Mahr A, Cohen P, Guillevin L. Presentation and outcome of gastrointestinal involvement in systemic necrotizing vasculitides: Analysis of 62 patients with polyarteritis nodosa, microscopic polyangiitis, Wegener granulomatosis, Churg-Strauss syndrome, or rheumatoid arthritis-associated vasculitis. Medicine (USA) 2005;84:115–28.

24. Goodfield NE, Bhandari S, Plant WD, Morley-Davies A, Sutherland GR. Cardiac involvement in Wegener's granulomatosis. Br Heart J 1995;73:110–5.

25. Florian A, Slavich M, Blockmans D, Dymarkowski S, Bogaert J. Cardiac involvement in granulomatosis with polyangiitis (Wegener granulomatosis). Circulation 2011;124:e342-344.

26. Mahr A, Batteux F, Tubiana S, Goulvestre C, Wolff M, Papo T, et al. Brief report: Prevalence of antineutrophil cytoplasmic antibodies in infective endocarditis. Arthritis Rheum 2014;66:1672–7.

27. Bischof A, Jaeger VK, Hadden RDM, Luqmani RA, Pröbstel AK, Merkel PA, et al. Peripheral neuropathy in antineutrophil cytoplasmic antibody-associated vasculitides: Insights from the DCVAS study. Neurol Neuroimmunol Neuroinflamm [Internet] 2019;6. Available from: https://www.embase.com/search/results?subaction=viewrecord&id=L629393771&from=export

28. Suppiah R, Hadden RDM, Batra R, Arden NK, Collins MP, Guillevin L, et al. Peripheral neuropathy in ANCA-associated vasculitis: Outcomes from the European Vasculitis Study Group trials. Rheumatology (UK) 2011;50:2214–22.

29. Marzano AV, Raimondo MG, Berti E, Meroni PL, Ingegnoli F. Cutaneous Manifestations of ANCA-associated small vessels vasculitis. Clin. Rev. Allergy Immunol 2017;53:428–38.

30. Sunderkötter C. Skin manifestations of different forms of vasculitis. Z Rheumatol 2013;72:436–44.

31. Dufour JF, Le Gallou T, Cordier JF, Aumaître O, Pinède L, Aslangul E, et al. Urogenital manifestations in wegener granulomatosis: A study of 11 cases and review of the literature. Medicine (USA) 2012;91:67–74.

32. Kronbichler A, Kerschbaum J, Gründlinger G, Leierer J, Mayer G, Rudnicki M. Evaluation and validation of biomarkers in granulomatosis with polyangiitis and microscopic polyangiitis. Nephrol Dial Transplant 2016; 31:930–6.

33. Csernok E, Damoiseaux J, Rasmussen N, Hellmich B, van Paassen P, Vermeersch P, et al. Evaluation of automated multi-parametric indirect immunofluorescence assays to detect anti-neutrophil cytoplasmic antibodies (ANCA) in granulomatosis with polyangiitis (GPA) and microscopic polyangiitis (MPA). Autoimmunity Reviews 2016;15:736–41.

34. Walker BS, Peterson LK, Koening C, White SK, Schmidt RL, Tebo AE. Performance of MPO-ANCA and PR3-ANCA immunoassays for the stratification of specific ANCA-associated vasculitis: A systematic review and meta-analysis. Autoimmun Rev 2022;21:103100.

35. Schirmer JH, Wright MN, Herrmann K, Laudien M, Nölle B, Reinhold-Keller E, et al. Myeloperoxidase-Antineutrophil Cytoplasmic Antibody (ANCA)-positive granulomatosis with polyangiitis (Wegener's) is a clinically distinct subset of ANCA-associated vasculitis: A retrospective analysis of 315 patients from a German vasculitis referral center. Arthritis & Rheumatology (Hoboken, N.J.) 2016;68:2953–63.

36. Monti S, Felicetti M, Delvino P, Padoan R, Berti A, Paolazzi G, et al. Anti-neutrophil cytoplasmic antibody specificity determines a different clinical subset in granulomatosis with polyangiitis. Clin. Exp. Rheumatol. [Internet] 2021;39. Available from: https://www.embase.com/search/results?subaction=viewrecord&id=L2013522441&from=export

37. Grayson PC, Cuthbertson D, Carette S, Hoffman GS, Khalidi NA, Koening CL, et al. New features of disease after diagnosis in 6 forms of systemic vasculitis. J Rheumatol 2013;40:1905–12.

38. Solans-Laqué R, Fraile G, Rodriguez-Carballeira M, Caminal L, Castillo MJ, Martínez-Valle F, et al. Clinical characteristics and outcome of Spanish patients with ANCA-associated vasculitides Impact of the vasculitis type, ANCA specificity, and treatment on mortality and

morbidity. Medicine [Internet] 2017;96. Available from: https://www.embase.com/search/results?subaction=viewrecord&id=L614961376&from=export

39. Ponte C, Águeda AF, Luqmani RA. Clinical features and structured clinical evaluation of vasculitis. Best Practice and Research: Clinical Rheumatology 2018;32: 31–51.

40. He P, Hu JP, Tian XJ, He LJ, Sun SR, Huang C. Prevalence and risk factors of relapse in patients with ANCA-associated vasculitis receiving cyclophosphamide induction: A systematic review and meta-analysis of large observational studies. Rheumatology (United Kingdom) 2021;60:1067–79.

41. Karras A, Pagnoux C, Haubitz M, De Groot K, Puechal X, Tervaert JWC, et al. Randomised controlled trial of prolonged treatment in the remission phase of ANCA-associated vasculitis. Annals of the Rheumatic Diseases 2017;76:1662–8.

42. Charles P, Terrier B, Perrodeau É, Cohen P, Faguer S, Huart A, et al. Comparison of individually tailored versus fixed-schedule rituximab regimen to maintain ANCA-associated vasculitis remission: results of a multicentre, randomised controlled, phase III trial (MAINRITSAN2). Ann Rheum Dis 2018;77:1143–9.

43. Charles P, Perrodeau É, Samson M, Bonnotte B, Néel A, Agard C, et al. Long-Term rituximab use to maintain remission of antineutrophil cytoplasmic antibody-associated vasculitis: A randomized trial. Annals of Internal Medicine 2020;173:179–88.

6.2. Mikroskopische Polyangiitis – MPA

Bereits 1866 wurde von Adolf Kussmaul und Rudolf Meier die Polyarteriitis nodosa beschrieben [1]. Von dieser Diagnose grenzte erstmals Friedrich Wohlwill 1923 zwei Kasuistiken mit Befall kleiner Blutgefäße inklusive einer Glomerulonephritis als "mikroskopische Periarteriitis nodosa" ab [2]. Doch erst durch die *Chapel Hill Consensus Conference* wurde 1992 die heutige Mikroskopische Polyangiitis erstmals als eigene Vaskulitisentität definiert [3].

6.2.1. Definition der MPA

Die MPA ist eine immunhistochemisch pauci-immune (d.h ohne oder mit wenigen Immunkomplexablagerungen einhergehende) nekrotisierende Vaskulitis, die vorwiegend kleine Gefäße (Kapillaren, Venolen, Arteriolen) betrifft, wenngleich auch eine Beteiligung kleiner und mittelgroßer Arterien mit Bildung vereinzelter Aneurysmata möglich ist.

In den meisten Fällen besteht eine nekrotisierende Glomerulonephritis als Korrelat der Beteiligung kleiner Gefäße der Nieren. Häufig besteht zudem eine pulmonale Kapillaritis. Eine alleinige Nierenmanifestation gilt als oligosymptomatische Variante der MPA und wurde lange als idiopathische nekrotisierende Glomerulonephritis bezeichnet. Granulomatöse Entzündung fehlt bei dieser Erkrankung [4].

Zur Klassifikation könnten die 2022 ACR/EULAR-Kriterien angewendet werden, sofern eine Vaskulitis vorliegt [5].

Bezüglich der Ätiologie und Pathogenese sowie genetischer Hintergründe sei auf Kap. 2. verwiesen.

6.2.2. Klinisches Erscheinungsbild der MPA

Die MPA verläuft klinisch sehr variabel und kann sich sowohl akut innerhalb weniger Tage als auch schleichend über Monate manifestieren.

Systemische Symptome wie Abgeschlagenheit, Fieber, Gewichtsverlust, Myalgien und Arthralgien können dabei der Diagnosestellung bis zu 1 Jahr voraus gehen und bestehen bei immerhin 50-75 % der Patienten auch bei Erstpräsentation [7]. Eine Übersicht zur Häufigkeit verschiedener Symptome und Organmanifestation gibt Tab. 6.2.

Symptome/ Organbeteiligung	Häufigkeit	Prozent
Allgemeinsymptome	127/237	54 %
Fieber	92/194	47 %
Arthralgien	83/194	43 %
Myalgien		
HNO-Trakt	9/43	21 %
Nieren	205/237	86 %
Lungen	70/203	34 %
Lungenblutungen	24/147	14 %
Pleuraergüsse	17/147	10 %
Gastrointestinaltrakt	60/183	33 %
Herz	14/98	14 %
Haut	111/203	55 %
Peripheres Nervensystem	86/237	36 %
Zentrales Nervensystem	29/237	12 %

Tab. 6.2: Häufigkeit verschiedener Symptome und Organbeteiligung bei MPA. Metaanalyse von 5 Kohorten mit insgesamt 237 MPA-Patienten [5-9].

Nieren

Die Nierenbeteiligung in Form einer rapid-progressiven nekrotisierenden Glomerulonephritis (RPGN) ist die häufigste und charakteristische Manifestation der MPA und kann letztlich bei 80-100 % [5,9] der MPA-Patienten nachgewiesen werden.

Dabei reicht die Manifestation prinzipiell von asymptomatischer Mikrohämaturie und Proteinurie bis hin zu dialysepflichtigem akuten oligo-/anurischen **Nierenversagen.** Diese Entwicklung von initial asymptomatischer **Glomerulonephritis** mit erhaltener Nierenfunktion hin zum schweren Nierenversagen verläuft typischerweise innerhalb weniger Wochen [7]. Typisch für eine Glomerulonephritis enthält der Urin nahezu aller Patienten mikroskopisch oder laborchemisch nachweisbare **Erythrozyturie** (klinisch Mikrohämaturie) sowie in 65-90 % eine **Proteinurie**, die bei der Hälfte der Fälle auch 3 g/24 Stunden überschreiten kann. Klinisch kann sich die Nierenbeteiligung daher auch in Form einer arteriellen Hypertonie, peripherer Ödeme sowie Dyspnoe bei metabolischer Azidose und/oder einer *fluid lung* im Rahmen eines terminalen Nierenversagens äußern. Immerhin bis zu 30 % der MPA-Patienten [9] weisen bereits bei Diagnosestellung ein oligurisches Nierenversagen auf, 10 % der Patienten sind schon bei Diagnosestellung dialysepflichtig [9]. Im weiteren Krankheitsverlauf steigt der Anteil der zeitweilig dialysepflichtigen Patienten auf 24-34 % [5]; ältere Kohorten gaben bis zu 46 % dialysepflichtige Patienten an [7]. Risikofaktoren für solch ein terminales Nierenversagen sind ein höheres Lebensalter sowie der Nachweis von MPO- oder PR3-ANCA. Die Folgen umfassen eine deutlich höhere Mortalität, welche für diese Patientengruppe bis zu 30 % beträgt [9]. Zwar weisen dialysepflichtige Patienten mit 0,08 statt 0,15 Vaskulitisrezidiven/Jahr nahezu halbierte Rezidivraten auf, dagegen stehen jedoch ein verdoppeltes Risiko für Infektionen [17], erhöhtes kardiovaskuläres Risiko und letztlich ein 4-fach erhöhtes Mortalitätsrisiko [18]. Immunsuppressive Remissionsinduktion kann bei der Hälfte dieser Patienten eine unabhängige Nierenfunktion wiederherstellen [19]. Trotz immunsuppressiver Therapie besteht bei ca. 15 % der Patienten 1 Jahr nach Diagnosestellung und bei ca. 25 % der Patienten 3-4 Jahre nach Diagnosestellung ein terminales Nierenversagen fort, welches die chronische Dialysebehandlung oder eine Nierentransplantation erfordert. Auch nach erfolgreicher Nierentransplantation besteht das Risiko einer *de-novo*-Glomerulonephritis. Das generelle Transplantatüberleben wird jedoch mit 85-94 % nach 1 Jahr und 51-87 % nach 2 Jahren angegeben [20].

Lunge

Eine Lungenbeteiligung wird bei 25-55 % der Patienten beschrieben. Die Manifestationen umfassen eine pulmonale Kapillaritis mit alveolärer Hämorrhagie, Lungenödeme, bilaterale Infiltrate, aber auch interstitielle Fibrose, Pleuritis und Pleuraergüsse [5, 9, 21]. Die **pulmonale Hämorrhagie** ist die häufigste Manifestation und klinisch üblicherweise – aber nicht obligat – durch Hämoptysen gekennzeichnet. Weitere mögliche Symptome umfassen Husten, Dyspnoe und pleuritischen Thoraxschmerz [22]. Die **Lungenfibrose** bei MPA wird häufig unterschätzt, konnte jedoch bei bis zu 36 % der Patienten nachgewiesen werden und kann anderen Manifestationen der MPA um Monate bis Jahre vorausgehen. Die gewöhnlich schlechte Prognose ist durch immunsuppressive Therapie beeinflussbar [23]. Ursächlich werden subklinische rezidivierende alveoläre Hämorrhagien, direkte pathogene Wirkung der ANCA, aber auch mögliche pulmonale Reparaturprozesse diskutiert. Histopathologisch unterscheidet sich die Lungenfibrose bei MPA nicht von der bei anderen Vaskulitiden. Eine Lungenbiopsie ist daher nicht zur Diagnosestellung erforderlich, das typische Honigwabenmuster und Traktionsbronchiektasen lassen bereits eine klinische Diagnosestellung zu. Weitere seltene Manifestationen sind pulmonalarterielle Aneurysmata und die Panbronchiolitis [24, 25]. Lungenmanifestationen sind mit einer höheren Rezidivrate, insgesamt schlechteren Prognose und 9-fach höheren Mortalität verbunden [26]. Neben immunsuppressiver Therapie und Plasmaaustauschbehandlungen können vorübergehende invasive mechanische Beatmung und auch extrakorporale Oxygenierungsverfahren erforderlich sein. Wegen der Prädominanz pulmonaler und renaler Manifestationen gehört die MPA zusammen mit der (Wegener´schen) Granulomatose mit Polyangiitis (GPA), dem Anti-Basalmembran-Antikörpersyndrom und dem Systemischen Lupus erythematodes zu den Verursachern eines pulmo-renalen Syndroms.

Haut

Hautmanifestationen werden bei ca. einem Viertel der MPA-Patienten bei Erstpräsentation und bei der Hälfte der Patienten im Krankheitsverlauf nachgewiesen. Die häufigsten Formen sind dabei die **palpable Purpura und Petechien**, die bei 30-40 % der Patienten vorliegen. Andere, seltenere Manifestationen umfassen lokale Erytheme, eine Livedo reticularis, Hautknötchen, Urticaria und nekrotisierende Hautulcera. Eine Assoziation der Hautmanifestationen mit Arthralgien wurde beschrieben [27].

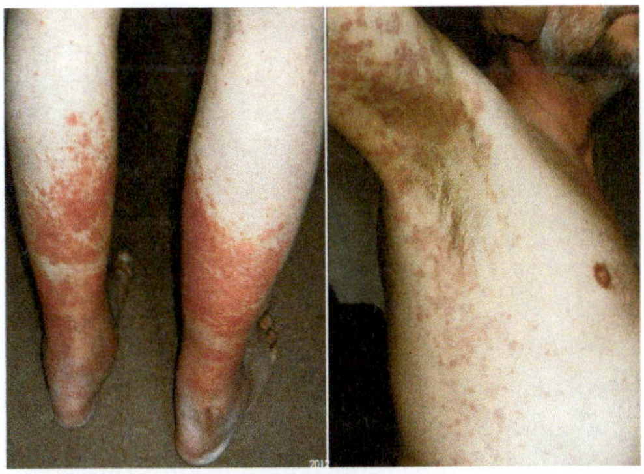

Abb. 6.5: Ausgeprägte Purpura und petechiale Einblutungen bei einem Patienten mit schwerer leukozytoklastischer Hautvaskulitis. Ambulanzphoto mit freundlicher Freigabe durch den Patienten.

Kardiovaskuläre Manfestationen

Die Häufigkeitsangaben kardiovaskulärer Manifestationen variieren sehr stark und reichen von durchschnittlich 14 % bis zu maximal 51 % in einzelnen Kohorten [9]. Neben arterieller **Hypertonie** in 34 % der Fälle finden sich eine klinische **Herzinsuffizienz** bei 18 %, Perikarditis bei 11 % und Herzinfarkte bei 2 % der MPA-Patienten. Darüber hinaus wurde von japanischen Arbeitsgruppen eine spezifische Takotsubo-Kardiomyopathie mit namensgebender ampullenförmiger apikaler Erweiterung und Hypokinesie des linken Ventrikels beschrieben, welche sich nach Steroidtherapie reversibel zeigte [28].

Gastrointestinale Manifestationen

Abdominelle **Schmerzen** werden von 30-58 % der Patienten angegeben [9, 21] und stellen das häufigste Symptom einer gastrointestinalen Manifestation der MPA dar [29]. Gastrointestinale Blutungen werden in 21-29 % gesehen, verlaufen selten schwer [30] und sind mit angiographisch nachweisbaren Aneurysmata der Mesenterialarterien assoziiert. Weitere Manifestationen sind Dickdarmulcera, intestinale Ischämien und Darmperforationen [29]. Eine Krankheitsbeteiligung der Leber ist selten und resultierende Funktionsstörungen führen in der Regel zu erhöhten Enzymen, vor allem der Alkalischen Phosphatase und der Gamma-Glutamyl-Transferase, seltener der Glutamat-Pyruvat- und der Glutamat-Oxalacetat-Transaminase.

Neurologische Manifestationen

Eine Nervenbeteiligung bei MPA-Patienten ist mit 37-42 % häufig und betrifft in Form einer **Mononeuritis multiplex** und als distale symmetrische **Polyneuropathie** bevorzugt das periphere Nervensystem [9]. Eine frühe Manifestation umfasst vorwiegend die motorische Neuropathie (7 %) und korrelierte mit generalisierten systemischen Symptomen wie Arthritiden, Myalgien, Fieber und Gewichtsverlust, weniger jedoch mit lebensbedrohenden Manifestationen. Weitere 8 % der Patienten weisen Hirnnervenbeteiligung auf [31].

ZNS-Manifestationen sind mit 17-30 % [9] seltener als periphere Nervenbeteiligung und umfassen cerebrale Blutungen, Pachymeningitis und Hirninfarkte [32, 33].

6.2.3. Diagnostik

Sorgfältige Anamnese und aufmerksame Ganzkörperuntersuchung sind essentiell für die Erfassungen der variablen Präsentationsformen der MPA. Zur Einschätzung der allgemeinen Krankheits- und Entzündungsaktivität sind

- Erythrozytensenkungsgeschwindigkeit
- CRP und
- Differentialblutbild
- ebenso wichtig wie
- C3c- und C4-Komplementbestimmungen
- Blut- und Urinkulturen

zum Ausschluss einer sekundären, auch bakteriellen Vaskulitis-Ursache. Die Bestimmung von ANCA gehört zum diagnostischen Standard, wobei in erster Linie antigenspezifische Immunassays eingesetzt werden sollten. Die indirekte Immunfluoreszenz (☞ Abb. 4.1a+b) spielt heute nur eine untergeordnete Rolle (☞ Kap. 4.).

Nieren

Im nephritischen Urin-Sediment sind vermehrt **dysmorphe Erythrozytenformen** (>50 %) bzw. vermehrt **Akanthozyten** (>5 %), eine osmotisch relativ stabile Form der dysmorphen Erythrozyten mit typischem Erscheinungsbild, nachweisbar, was zusammen mit möglichen **Erythrozytenzylindern** für eine glomeruläre Genese der Erythrozyturie spricht. Weiterer obligater Bestandteil des nephritischen Sedimentes ist die **Proteinurie**, erkennbar an hyalinen Zylindern sowie an der messbar vermehrten Albumin- und Gesamtproteinausscheidung im Urin. Diese kann im 24 h-Sammelurin quantifiziert werden, im Spontanurin bezogen auf die gleichzeitig gemessene Kreatininausscheidung orientierend bewertet werden sowie nach verschieden großen Markerproteinen (Albumin, IgG) in ihrer Selektivität und dem Ausmaß des zugrundeliegenden glomerulären Siebschadens analysiert werden. Wegen der eigenen tubulotoxischen Wirkung der Proteinurie ist selbige ein wichtiger Verlaufs- und Erfolgsparameter für die

Manifestationen	Diagnostik
Systemische Aktivität	BSG, CRP, Differentialblutbild, ANCA. *Ausschlussdiagnostik*: C3, C4, Blutkulturen, ggf. Virusdiagnostik, Elektrophorese, selten Knochenmarkdiagnostik
Nierenbeteiligung	S.-Kreatinin, S.-Harnstoff, MDRD-GFR, ggf. Harnstoff-/Kreatinin-Clearance, Urin-Sediment mit Akanthozytenzählung, Urin-Eiweiß/g Kreatinin oder Totalprotein im 24h-Urin, ggf. Markerproteine, Urinmenge/24 h, Blutgasanalyse, Nierensonographie, Nierenbiopsie zur Diagnosesicherung, prognostischen Aussage und Therapieplanung
Lungenbeteiligung	Röntgen-Thorax, Pleura-Sonographie, Thorax-CT, Messung von Diffusionskapazität, ggf. broncho-alveoläre Lavage, ggf. Lungenbiopsie
Herzbeteiligung	EKG, Echokardiographie, CK, Myoglobin, Troponin, (NT-pro)BNP, ggf. Koronarangiographie
Gastrointestinale Beteiligung	Gastroskopie, Koloskopie, aP, γGT, ALAT, Bilirubin, ggf. Abdomen-CT, ggf. mesenteriale Angiographie (MRT)
Hautbeteiligung	ggf. Haut-/Unterhautbiopsie
Nerven-/Hirnbeteiligung	EMG, NLG, MRT-Hirn

Tab. 6.3: Diagnostisches Workup bei Verdacht auf Mikroskopische Polyangiitis (MPA).

Therapie, wobei stets eine Proteinurie <1 g/24 h angestrebt werden sollte. Deutlich seltener ist die Leukozyturie als Ausdruck einer begleitenden interstitiellen Nephritis.

Erste Hinweise auf die Nierenfunktion geben die **Retentionswerte Kreatinin und Harnstoff.** Die aussagekräftigere **glomeruläre Filtrationsrate** wird im klinischen Alltag unter Verwendung von Geschlecht und Alter sowie des aktuellen Kreatininwertes nach der MDRD-Formel ermittelt oder nach Cockcroft-Gault berechnet. Bei präterminaler Niereninsuffizienz kommt die genauere gemischte Kreatinin/Harnstoff-Clearance zum Einsatz. Kreatinin-unabhängige Verfahren stehen mit der Cystatin-C-Clearance und Funktionsszintigraphien zur Verfügung.

Sonographisch lassen sich bei akuter Glomerulonephritis beidseits vergrößerte Organe mit echoreicherem Parenchymsaum und darin echoärmer abgrenzbaren Markpyramiden darstellen. Erst im weiteren Verlauf bei fortgeschrittenem Nierenschaden stellen sich verkleinerte oder "Schrumpfnieren" mit verwaschenem Binnenechomuster und verschmälertem Parenchymsaum dar.

Die Nierenbiopsie kann in nahezu jedem Fall einer MPA eine fokal-segmentale nekrotisierende Glomerulonephritis nachweisen. Extrakapilläre Proliferationen ("Halbmonde") sind typisch und in 90 % der Fälle nachweisbar. Darüber hinaus sind bei der Hälfte der Patienten auch relevante Veränderungen einer interstitiellen Nephritis und tubuläre Atrophien nachweisbar [5], welche bekanntermaßen eng mit der funktionellen Prognose korrelieren. Eine eigentliche klassische Vaskulitis mit fibrinoiden Gefäßwandnekrosen ist seltener als in 20 % der Fälle nachweisbar [5].

Die drei ANCA-assoziierten Vaskulitiden (MPA, GPA, Eosinophile GPA) sind letztlich anhand des Nierenbioptates voneinander nicht unterscheidbar. Immunhistologisch sind minimale Immunglobulin- und Komplementablagerungen in den Glomerula sowie in den renalen Blutgefäßen nachweisbar, wodurch andere Kleingefäßvaskulitiden wie die IgA-Nephritis (Purpura Schönlein-Henoch), die Kryoglobulinämische Vaskulitis oder das Anti-GBM-Syndrom abgegrenzt werden können. Allerdings können ANCA (überwiegend MPO-ANCA) und anti-GBM-Antikörper koexistieren, wie bei mindestens 32 % der Patienten mit Anti-GBM-Syndrom und bei mindestens 5 % der ANCA-positiven Patienten nachgewiesen werden konnte [34]. Die klinischen Konsequenzen solchen doppelten Antikörpernachweises werden noch nicht einheitlich bewertet.

Eine 4-teilige histologische Klassifikation der ANCA-assoziierten Glomerulonephritis korreliert eng mit der Prognose unabhängiger Nierenfunktion [35] und ist in Tab. 6.4 dargestellt.

Klasse	Einschlusskriterien und Prognose nach 5 Jahren
Fokale Läsionen	>50 % der Glomeruli sind intakt. 5-Jahres-Nierenüberleben 93 %
Halbmonde	≥50 % der Glomeruli weisen extrakapilläre Proliferationen (Halbmonde) auf. 5-Jahres-Nierenüberleben 76 %
Gemischte Läsionen	<50 % der Glomeruli sind intakt, teilweise bestehen Halbmonde (<50 % der Glomeruli), teilweise bestehen vollständig sklerosierte Glomeruli (<50 %): 5-Jahres-Nierenüberleben 61 %
Glomerulosklerose	≥50 % der Glomeruli sind global sklerosiert. 5-Jahres-Nierenüberleben 50 %, 7-Jahres-Nierenüberleben 25 %

Tab. 6.4: Histopathologisches Klassifkationsschema für ANCA-assoziierte Glomerulonephritiden nach Berden [35].

Patienten mit überwiegend sklerotischen Veränderungen weisen bereits initial die schlechteste Nierenfunktion auf und zeigen nur geringe Verbesserung im Verlauf. Demnach hat eine immunsuppressive Therapie wenig Effekt, wenn die Nieren bereits mehr als 50 % sklerosiert sind. Patienten mit fokaler Erkrankung und initial guter Nierenfunktion erhalten diese in der Regel auch über 5 Jahren nahezu unverändert. Patienten mit ausgeprägten extrakapillären Proliferationen weisen einen rapid-progressiven klinischen Verlauf und initial schlechte renale Funktion auf. Jedoch sprechen diese Formen sehr gut auf immunsuppressive Therapie an und drei Viertel dieser Patienten präsentieren nach 5 Jahren noch eine unabhängige Nierenfunktion [35].

Lunge

Röntgen-Thorax-Aufnahmen der Lungen zeigen bei Beteiligung im Rahmen einer MPA typischerweise bilaterale perihiläre fleckige **Verschattungen** der Ober- und Unterfelder. In der Computertomographie werden in >90 % **Milchglasphänomene** beschrieben, die mit einer alveolären Blutung, interstitieller chronischer Entzündung der Alveolarsepten und einer Kapillaritis korrespondieren. Verdickte Bronchial-/Gefäßbäume und Honigwabenveränderungen werden ebenso gesehen [26].

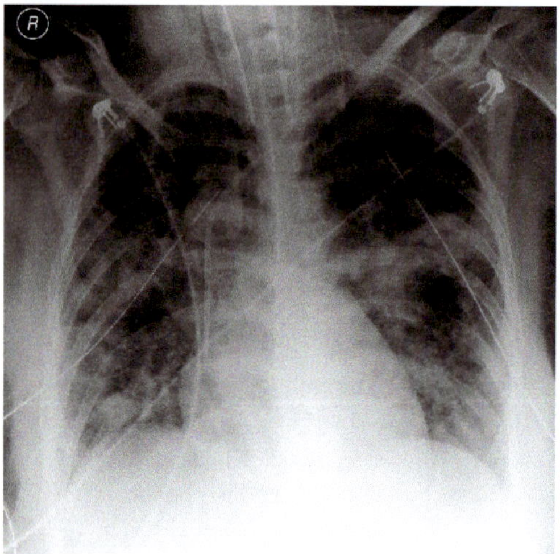

Abb. 6.6: Thorax-Röntgenbild eines Patienten mit pulmonaler Hämorrhagie bei MPA. In beiden Mittel- und Unterfeldern bestehen ausgeprägte fleckige, teils konfluierende Verschattungen. Mit freundlicher Genehmigung von K. Neumann, Radiologische Praxis am Klinikum Bernau.

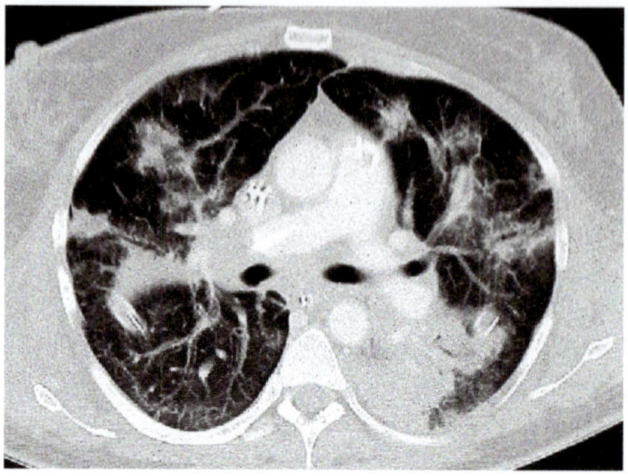

Abb. 6.7: Thorax-Computertomogramm des gleichen Patienten mit pulmonaler Hämorrhagie bei MPA. Bilateral bestehen teils diffuse milchglasähnliche Verdichtungen, teils konfluierende fleckige, links dorsal bereits flächige Infiltrationen. Mit freundlicher Genehmigung von K. Neumann, Radiologische Praxis am Klinikum Bernau.

Lungenfunktionsuntersuchungen können sowohl restriktive als auch obstruktive Veränderungen enthalten. Die CO-Diffusionskapazität ist üblicherweise vermindert, besonders während einer aktiven alveolären Hämorrhagie [36]. Die bronchoalveoläre Lavage ergibt bei alveolärer Hämorrhagie blutige Spülflüssigkeit, die auch bei sequentieller Lavage blutig bleibt. Über zytologische Färbungen (Preussisch-Blau) finden sich in über 30 % der Patienten Hämosiderin-beladene Alveolarmakrophagen [26]. Eine Lungenbiopsie kann neben intraalveolären und interstitiellen Erythrozytenansammlungen eine pauci-immune hämorrhagische nekrotisierende alveoläre Kapillaritis nachweisen, Neutrophilen-Infiltrationen mit fibrinoiden Nekrosen der Gefäßwände von Arteriolen und Venolen sowie eine intra-alveoläre Hämosiderose. Der Nachweis einer granulomatösen Entzündung dagegen ist bei der MPA untypisch und würde differentialdiagnostisch auf eine GPA oder EGPA (Churg-Strauss-Syndrom) verweisen.

Haut

Hautbiopsien bei Purpura zeigen häufig eine leukozytoklastische Vaskulitis mit Neutrophilen-Infiltrationen der kleinkalibrigen Gefäße der oberflächlichen Haut, fibrinoide Nekrosen, Kernstaub, aber auch unspezifische perivaskuläre lymphozytäre Infiltrate [37].

Immunfloreszenz und Immunhistochemie zeigen wenige oder keine Immunglobulin- oder Komplementablagerungen. Biopsien kutaner Knötchen zeigen typischerweise eine Vaskulitis in der unteren Kutis und Subkutis. Wenngleich die Purpura typisch für die MPA ist und Hautknötchen häufiger bei der klassischen Polyarteriitis nodosa vorkommen, können beide Manifestationen bei beiden Erkrankungen auftreten und somit nicht zur Differentialdiagnose herangezogen werden.

Leber

Leberbiopsien bei MPA zeigen fibrinoide Degeneration interlobulärer Arteriolen, eine nekrotisierende Arteriitis sowie lymphozytäre Infiltrationen des Portalsystems. In seltenen Fällen ist eine zeitgleiche primär-biliäre Zirrhose festgestellt worden, wenngleich mögliche kausale Zusammenhänge nicht geklärt sind [38].

Nervensystem

Nervenbiopsien des N. suralis ergeben bei 80 % der betroffenen Patienten den Nachweis einer nekrotisierenden Vaskulitis und Messungen der Nervenleitgeschwindigkeit weisen Zeichen der akuten axonalen Schädigung auf.

Differentialdiagnose zur MPA	Trennende Kriterien
(Wegenersche) Granulomatose mit Polyangiitis	Granulomatöse Entzündung des HNO- und Respirationstraktes, prädominante Assoziation mit PR3-ANCA
Polyarteriitis nodosa	Kein Befall kleiner Gefäße, somit keine Glomerulonephritis oder pulmonale Kapillaritis, in ca. 50 % Nachweis chronischer Hepatitis B, immunhistologisch Immunkomplexablagerungen, keine ANCA-Assoziation
Eosinophile Granulomatose mit Polyangiitis (Churg-Strauss-Syndrom)	Granulomatöse Entzündung des HNO- und Respirationstraktes, Polyposis nasi und allergisches Asthma bronchiale, Blut-Eosinophilie
Anti-Basalmembran-Antikörper-Syndrom (Goodpasture-Syndrom)	Nachweis von Anti-Basalmembran-Antikörpern im Serum und immunhistologisch in der Nierenbiopsie, gleichzeitig können (MPO-) ANCA auftreten.
Purpura Schönlein-Henoch)	Keine Lungenbeteiligung, immunhistologisch IgA-Ablagerungen, keine ANCA-Assoziation
Kryoglobulinämische Vaskulitis	Nachweis von Kryoglobulinen, oft Komplementverbrauch, oft chronische Hepatitis C (HCV-RNA-Nachweis), häufig Nachweis von Rheumafaktoren, keine ANCA-Assoziation
Kutane leukozytoklastische Vaskulitis	Ausschließlicher Hautbefall, keine ANCA-Assoziation
Sekundäre Vaskulitis bei SLE	Nachweis von antinukleären und Anti-ds-DNA-Antikörpern, Komplementverbrauch, Hypergammaglobulinämie, immunhistologisch Immunglobulin- und Komplementablagerungen
Sekundäre Vaskulitis bei RA	Erosive Polyarthritis, Nachweis von Rheumaknoten, Nachweis von Rheumafaktoren und Antikörpern gegen citrullinierte Peptide, häufig akrale Nekrosen
Sekundäre infektassoziierte Vaskulitis	Infektionen mit Erregernachweis (HCV, CMV, VZV, HIV, Streptokokken, Gonokokken, Meningokokken, Staphylokokken, Pseudomonas), septische Krankheitsbilder
Hypokomplementämische Urtikariavaskulitis	Urtikaria, Komplementverbrauch und immunhistologisch Immunglobulin- und Komplementablagerungen
Paraneoplastische Vaskulitis	Zeitgleich bestehendes Myelodysplastisches Syndrom, Lymphom oder solider Tumor meist in Zusammenhang mit leukozytoklastischer Hautvaskulitis, Glomerulonephritis oder Vaskulitis des Nervensystems

Tab. 6.5: Differentialdiagnosen zur MPA.

6.2.4. Differentialdiagnosen der MPA

Die Definition der MPA lässt in seltenen Fällen eine MPA ohne Nierenbeteiligung zu, jedoch schließt die Beteiligung kleiner Gefäße wie eine glomeruläre oder pulmonale Kapillaritis eine klassische Panarteriitis nodosa aus. Im Gegensatz zur klassischen Panarteriitis nodosa ist die MPA nicht mit einer Hepatitis-B assoziiert.

Von der GPA grenzt sich die MPA durch fehlende Granulombildung sowie Aussparung des oberen Respirationstraktes ab, bei ansonsten Beteiligung gleicher Gefäßtypen und -areale. Bei starker Assoziation von ca. 85 % der MPA-Fälle mit ANCA-Nachweis [9] sind bei der MPA die ANCA in ca. 55-60 % der Fälle gegen Myeloperoxidase gerichtet und in 25-30 % der Fälle gegen Proteinase-3 [39].

Eine Übersicht differentialdiagnostischer Unterscheidungskriterien gibt Tab. 6.5.

6.2.5. Literatur

1. Kussmaul A, Maier R. Über eine bisher nicht beschriebene eigenthümliche Arterienerkrankung (Periarteriitis nodosa), die mit Morbus Brightii und rapid fortschreitender allgemeiner Muskellähmung einhergeht. Dtsch Arch Klin Med. 1866;1:484.

2. Wohlwill F. Über die nur mikroskopisch erkennbare Form der Periarteriitis nodosa. Virchows Arch. 1923; 246:377-411.

3. Jennette JC, Falk RJ, Andrassy K, Bacon PA, Churg J, Gross WL, et al. Nomenclature of systemic vasculitides. Proposal of an international consensus conference. Arthritis Rheum. 1994;37(2):187-92.

4. Jennette JC, Falk RJ, Bacon PA, Basu N, Cid MC, Ferrario F, et al. 2012 Revised International Chapel Hill Consensus Conference Nomenclature of Vasculitides. Arthritis Rheum. 2013;65(1):1-11.

5. Suppiah R , Robson JC, GraysonPC et al. 2022 American College of Rheumatology/European Alliance of Associations for Rheumatology classification criteria for microscopic polyangiitis. Ann Rheum Dis. 2022;81: 321-326.

6. D'Agati V, Chander P, Nash M, Mancilla-Jimenez R. Idiopathic microscopic polyarteritis nodosa: ultrastructural observations on the renal vascular and glomerular lesions. Am J Kidney Dis Off J Natl Kidney Found. 1986;7(1):95-110.

7. Adu D, Howie AJ, Scott DG, Bacon PA, McGonigle RJ, Micheal J. Polyarteritis and the kidney. Q J Med. 1987; 62(239):221-37.

8. Ahn JK, Hwang J-W, Lee J, Jeon CH, Cha H-S, Koh E-M. Clinical features and outcome of microscopic polyangiitis under a new consensus algorithm of ANCA-associated vasculitides in Korea. Rheumatol Int. 2012; 32(10):2979-86.

9. Guillevin L, Durand-Gasselin B, Cevallos R, Gayraud M, Lhote F, Callard P, et al. Microscopic polyangiitis: clinical and laboratory findings in eighty-five patients. Arthritis Rheum. 1999;42(3):421-30.

10. Lane SE, Watts R, Scott DGI. Epidemiology of systemic vasculitis. Curr Rheumatol Rep. 2005;7(4): 270-5.

11. Watts RA, Mooney J, Skinner J, Scott DGI, Macgregor AJ. The contrasting epidemiology of granulomatosis with polyangiitis (Wegener's) and microscopic polyangiitis. Rheumatol Oxf Engl. 2012;51(5):926-31.

12. Marchand-Courville S, Dhib M, Fillastre JP, Godin M. [Extracapillary glomerulonephritis secondary to D-penicillamine. Apropos of 1 case and review of the literature]. Néphrologie. 1998;19(1):25-32.

13. Chen M, Kallenberg CGM. The environment, geo-epidemiology and ANCA-associated vasculitides. Autoimmun Rev. 2010;9(5):A293-298.

14. Kelsall JT, Chalmers A, Sherlock CH, Tron VA, Kelsall AC. Microscopic polyangiitis after influenza vaccination. J Rheumatol. 1997;24(6):1198-202.

15. Lyons PA, Rayner TF, Trivedi S, Holle JU, Watts RA, Jayne DRW, et al. Genetically distinct subsets within ANCA-associated vasculitis. N Engl J Med. 2012; 367(3):214-23.

16. Ciavatta DJ, Yang J, Preston GA, Badhwar AK, Xiao H, Hewins P, et al. Epigenetic basis for aberrant upregulation of autoantigen genes in humans with ANCA vasculitis. J Clin Invest. 2010;120(9):3209-19.

17. Weidanz F, Day CJ, Hewins P, Savage CO, Harper L. Recurrences and infections during continuous immunosuppressive therapy after beginning dialysis in ANCA-associated vasculitis. Am J Kidney Dis Off J Natl Kidney Found. 2007;50(1):36-46.

18. Lionaki S, Hogan SL, Jennette CE, Hu Y, Hamra JB, Jennette JC, et al. The clinical course of ANCA small-vessel vasculitis on chronic dialysis. Kidney Int. 2009; 76(6):644-51.

19. Booth AD, Almond MK, Burns A, Ellis P, Gaskin G, Neild GH, et al. Outcome of ANCA-associated renal vasculitis: a 5-year retrospective study. Am J Kidney Dis. 2003;41(4):776-84.

20. Corral-Gudino L, Borao-Cengotita-Bengoa M, Pino-Montes J del, Lerma-Márquez JL. Overall survival, renal survival and relapse in patients with microscopic polyangiitis: a systematic review of current evidence. Rheumatology. 2011;50(8):1414-23.

21. Lhote F, Cohen P, Guillevin L. Polyarteritis nodosa, microscopic polyangiitis and Churg-Strauss syndrome. Lupus. 1998;7(4):238-58.

22. Franks TJ, Koss MN. Pulmonary capillaritis. Curr Opin Pulm Med. 2000;6(5):430-5.

23. Tzelepis GE, Kokosi M, Tzioufas A, Toya SP, Boki KA, Zormpala A, et al. Prevalence and outcome of pulmonary fibrosis in microscopic polyangiitis. Eur Respir J. 2010;36(1):116-21.

24. Ortiz-Santamaria V, Olivé A, Holgado S, Muchart J. Pulmonary aneurysms in microscopic polyangiitis. Clin Rheumatol. 2003;22(6):498-9.

25. Park J, Banno S, Sugiura Y, Yoshikawa K, Naniwa T, Wakita K, et al. Microscopic polyangiitis associated with diffuse panbronchiolitis. Intern Med Tokyo Jpn. 2004; 43(4):331-5.

26. Collins CE, Quismorio FP Jr. Pulmonary involvement in microscopic polyangiitis. Curr Opin Pulm Med. 2005;11(5):447-51.

27. Kluger N, Pagnoux C, Guillevin L, Francès C, French Vasculitis Study Group. Comparison of cutaneous manifestations in systemic polyarteritis nodosa and microscopic polyangiitis. Br J Dermatol. 2008;159(3): 615-20.

28. Sato T, Hagiwara K, Nishikido A, Miyamoto S, Komiyama K, Matsuno H, et al. Takotsubo (ampulla-shaped) cardiomyopathy associated with microscopic polyangiitis. Intern Med Tokyo Jpn. 2005;44(3):251-5.

29. Pagnoux C, Mahr A, Cohen P, Guillevin L. Presentation and outcome of gastrointestinal involvement in systemic necrotizing vasculitides: analysis of 62 patients with polyarteritis nodosa, microscopic polyangiitis, Wegener granulomatosis, Churg-Strauss syndrome, or rheumatoid arthritis-associated vasculitis. Medicine (Baltimore). 2005;84(2):115-28.

30. Ueda S, Matsumoto M, Ahn T, Adachi S, Oku K, Takagi M, et al. Microscopic polyangiitis complicated with massive intestinal bleeding. J Gastroenterol. 2001; 36(4):264-70.

31. Suppiah R, Hadden RDM, Batra R, Arden NK, Collins MP, Guillevin L, et al. Peripheral neuropathy in ANCA-associated vasculitis: outcomes from the European Vasculitis Study Group trials. Rheumatology. 2011; 50(12):2214-22.

32. Furukawa Y, Matsumoto Y, Yamada M. Hypertrophic pachymeningitis as an initial and cardinal manifestation of microscopic polyangiitis. Neurology. 2004; 63(9):1722-4.

33. Ku BD, Shin HY. Multiple bilateral non-hemorrhagic cerebral infarctions associated with microscopic polyangiitis. Clin Neurol Neurosurg. 2009;111(10):904-6.

34. Levy JB, Hammad T, Coulthart A, Dougan T, Pusey CD. Clinical features and outcome of patients with both ANCA and anti-GBM antibodies. Kidney Int. 2004; 66(4):1535-40.

35. Berden AE, Ferrario F, Hagen EC, Jayne DR, Jennette JC, Joh K, et al. Histopathologic Classification of ANCA-Associated Glomerulonephritis. J Am Soc Nephrol. 2010; 21(10):1628-36.

36. Gómez-Puerta JA, Espinosa G, Morlà R, Cid MC, Cervera R. Interstitial lung disease as a presenting manifestation of microscopic polyangiitis successfully treated with mycophenolate mofetil. Clin Exp Rheumatol. 2009; 27(1):166-7.

37. Seishima M, Oyama Z, Oda M. Skin eruptions associated with microscopic polyangiitis. Eur J Dermatol EJD. 2004;14(4):255-8.

38. Iannone F, Falappone P, Pannarale G, Gentile A, Grattagliano V, Covelli M, et al. Microscopic polyangiitis associated with primary biliary cirrhosis. J Rheumatol. 2003;30(12):2710-2.

39. Hagen EC, Daha MR, Hermans J, Andrassy K, Csernok E, Gaskin G, et al. Diagnostic value of standardized assays for anti-neutrophil cytoplasmic antibodies in idiopathic systemic vasculitis. Kidney Int. 1998;53(3): 743-53.

6.3. Eosinophile Granulomatose mit Polyangiitis – EGPA

Die EGPA als seltenste der ANCA-assoziierten Vaskulitiden (AAV) weist einige Besonderheiten auf, die sie von den anderen Erkrankungen dieser Gruppe in aller Regel deutlich unterscheidet.

> Insofern bestehen die größten differentialdiagnostischen Schwierigkeiten bei der EGPA auch nicht in der Abgrenzung gegenüber anderen Formen der AAV, sondern vor allem gegenüber den unterschiedlichen Varianten der Hypereosinophilen Syndrome (HES).

EGPA und HES zeichnen sich gemeinsam durch eine Blut- und Gewebseosinophilie aus. Durch Organinfiltration kann es hier zu Schädigungen mit Einschränkungen der Organfunktion, bzw. korrespondierender klinischer Symptomatik kommen. Das wesentliche Unterscheidungsmerkmal ist das Vorliegen einer Vaskulitis im Falle der EGPA, die entweder histologisch nachgewiesen sein sollte oder mittels eines eindeutigen klinischen Korrelates festgestellt werden kann. Klinische Korrelate einer Vaskulitis in diesem Kontext sind

- eine alveoläre Hämorrhagie
- Glomerulonephritis und

- eine palpable Purpura der Haut.

Von vielen Autoren wird zudem eine Schwerpunktneuropathie als Korrelat der Vaskulitis akzeptiert. Ist eine Vaskulitis nachgewiesen, so können zur Klassifikation die ACR/EULAR Kriterien herangezogen werden [1].

Die EGPA ist fast immer durch ein Asthma bronchiale charakterisiert. Die Erstmanifestation des Asthmas geht dabei in aller Regel dem Beginn der vaskulitschen Manifestationen um Jahre voraus. Oft zeigt sich das Asthma als relativ behandlungsrefraktär und erfordert den Einsatz systemischer Glukokortikoide.

Darüber hinaus ist das klinische Erscheinungsbild heterogen und hängt von dem im Einzelfall auftretenden Organmanifestationen ab. Wie bei den anderen AAV kann prinzipiell praktisch jedes Organsystem betroffen sein. Das Schädigungsmuster kann dabei oft zwei wesentlichen Pathomechanismen zugeordnet werden, nämlich der Vaskulitis im engeren Sinne einerseits und den genannten Gewebsinfiltrationen und -schädigungen durch eosinophilie Granulozyten andererseits. Tab. 6.6 stellt Befunde und Organbeteiligungen sowie den Versuch einer Zuordnung zum jeweilig Pathomechanismus dar [2, 3].

Die in den meisten Fällen vorhandene Beteiligung des HNO-Traktes weist ebenfalls ein breites Manifestationsspektrum auf, wobei die Affektion der Nebenhöhlen den häufigsten Befund darstellt. In etwa der Hälfte der Fälle findet sich auch eine Polyposis. Insbesondere bei diesen Patienten ist als weitere Differentialdiagnose eine sog. Samter-Trias (Sinusitis, nasale Polypen, Asthma bronchiale) als Ausdruck einer ASS-, bzw. NSAID-Intoleranz zu bedenken. Diagnostische Labortests sind nicht ausreichend validiert und stehen routinemäßig nicht zur Verfügung, so dass bei entsprechendem

	Moosig et al.	Comarmond et al.	Pathologie überwiegend durch Eosinophileninfiltration (**E**) oder überwiegend vaskulitisch (**V**)
	n = 150 (100 %)	n=383 (100 %)	
HNO-Trakt	140 (93 %)	184 (48 %)	E
B-Symptomatik	117 (78 %)		andere Zytokine
Fieber		149 (39 %)	
Gewichtsverlust		189 (49 %)	
Peripheres Nervensystem	115 (77 %)	197 (51 %)	
Mononeuritis multiplex	84 (56 %)	176 (46 %)	V
Lunge	92 (61 %) (ohne Asthma)	350 (91 %) (mit Asthma)	
Infiltrate	87 (58 %)	148 (39 %)	E
Alveoläre Hämorrhagie	15 (10 %)	16 (4 %)	V
Muskel und Gelenke	92 (61 %)		unklar
Myalgien	49 (33 %)	149 (39 %)	
Arthralgien	77 (51 %)	114 (30 %)	
Haut	74 (49 %)	152 (40 %)	
Purpura	52 (35 %)	86 (23 %)	V
Herz	70 (47 %)	105 (27 %)	
Kardiomyopathie	31 (21 %)	63 (16 %)	E
Gastrointestinaltrakt	43 (29 %)	89 (23 %)	E/V
Nieren	28 (19 %)	83 (22 %)	V
ZNS	23 (15 %)	20 (5 %)	E/V
Augen	18 (12)	25 (6 %)	V

Tab. 6.6: Manifestation bei EGPA wie in größeren Kohorten beschrieben [3, 4].

Verdacht lediglich die Möglichkeit des Provokationstestes bleibt, der unter hohen Sicherheitsbedingungen erfolgen sollte [4].

Eine Beteiligung der Lunge in Form flüchtiger radiologischer Infiltrate, die zytologisch in aller Regel einer eosinophilen Alveolitis entsprechen, findet sich häufig. In der HR-CT stellen sich diese als milchglasartige Verschattungen dar (☞ Abb. 6.8).

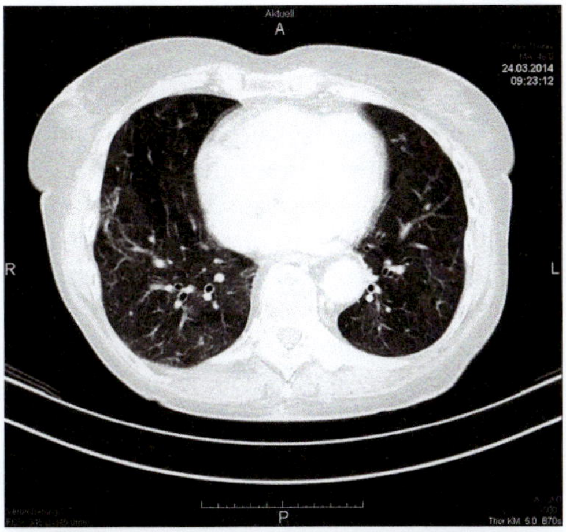

Abb. 6.8: CT-Schicht mit dem Nachweise milchglasartiger Verschattungen. Diese sind oft Ausdruck einer - im Falle der EGPA - eosinophilien Alveolitis, stellen aber keine spezifischen Veränderungen dar.

Seltener als bei den anderen AAV, dann ebenfalls Ausdruck der vaskulitischen Generalisation, zeigt sich eine alveoläre Hämorrhagie. Diagnostikum der Wahl dieser Manifestationen ist die bronchoalveoläre Lavage (BAL, ☞ Abb. 6.9). Noduläre Veränderungen kommen gelegentlich vor und lassen sich vor allem in der CT nachweisen. Diese sind selten größer als wenige Millimeter und damit in aller Regel von den großen, oft einschmelzenden, radiologischen Granulomen der GPA sicher zu unterscheiden. Eine Lungenfibrose kommt, anders als bei der MPA, nur selten vor. Leitsymptom ist eine Dyspnoe unterschiedlicher Ausprägung, bis hin zur respiratorischen Globalinsuffizienz.

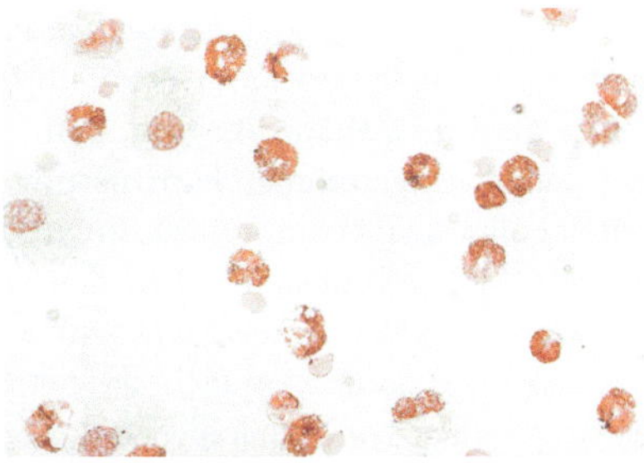

Abb. 6.9: Zytologie einer BAL bei EGPA. Die sonst stark dominierenden Alveolarmakrophagen kommen nur vereinzelt vor. Starkes Überwiegen eosinophiler Granulozyten.

Auch eine Nierenbeteiligung ist insgesamt seltener als bei GPA und MPA, kann jedoch in Form einer pauci-immunen Glomerulonephritis auftreten. Zusätzlich sind auch Fälle einer eosinophilen interstillen Nephritis beschrieben, so dass hier bei nephritischem Urinsediment die Indikation zur Nierenbiopsie großzügig gestellt werden sollte.

Inwieweit eine periphere Neuropathie Ausdruck eines vaskulitischen Geschehens ist, oder aber auch durch nicht-vaskulitische Eosinophileninfiltrate und neurotoxische Granulainhalte verursacht werden kann, ist umstritten. Wenigstens die häufig anzutreffende Ausprägung als Schwerpunktneuropathie wird von den meisten Autoren als Folge einer Vaskulitis gesehen und dementsprechend auch als klinisches Surrogat akzeptiert. Eine Besonderheit der Nervenschädigung bei EGPA ist, dass diese sich z.T. äußerst schnell entwickeln kann; z.B. so, dass "über Nacht" eine Peroneuslähmung eintritt. Die Rückbildungsmöglichkeit ist hier naturgemäß schlecht.

Prognosebestimmend (☞ Kap.10. Prognose) ist die Herzbeteiligung, vor allem wenn sie als Myokarditis auftritt und zu einer Reduktion der Pumpfunktion führt.

Wegen der großen prognostischen Bedeutung sollte bei jedem V.a. auf EGPA ein Screening auf eine mögliche Herzbeteiligung erfolgen. Nach einem Vorschlag von Garcia-Vives et al. [7] sollte dabei bei jedem Patienten ein EKG und Transthorakales Echokardiogram sowie eine Bestimmung von Troponin und proBNP erfolgen. Bei auffälligen Ergebnissen ist ein kardiale MRT Mittel der Wahl [5], in dem sich Ödeme als Ausdruck der aktiven Entzündung sowie eine myokardiale Kontrastmittelaufnahme, das sog. *late enhancement* darstellen lassen. Letzteres kann ebenfalls Ausdruck einer aktiven Myokarditis sein, kann aber auch bei bereits eingetretener Fibrosierung, die nicht selten Folge einer eosinophilen Entzündung ist, auftreten. Mykardbiopsien stellen den Goldstandard zum Nachweis einer Myokarditis dar. Problematisch ist, dass diese oft nicht das betroffene Gewebe erreichen, sondern lediglich das Endokard, bzw. die unmittelbar unter dem Endokard gelegenen Schichten (*sample error*). Bessere Resultate, so jedenfalls bei anderen Formen der Myokarditis nachgewiesen, lassen sich erzielen, wenn die Biopsie gezielt anhand des MRT-Befundes durchgeführt wird [6]. Abb. 6.10 zeigt ein kardiales MRT mit aktiver Herzbeteiligung [7].

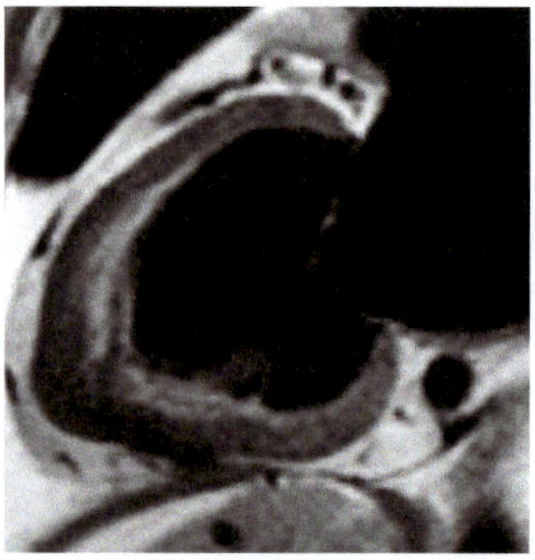

Abb. 6.10: T2-Sequenz eines kardialen MRT mit aktiver Herzbeteiligung. Zentral im Myokard stellt diese sich als Ödem dar. (Bild freundlichst überlassen von Prof. Gaebel, Prof. Richardt, Dr. Merten; Segeberger Kliniken).

Neben der Myokarditis können auch unterschiedlichste Rhythmusstörungen, bis hin zu ventrikulären Tachykardien, auftreten. Im Rahmen der systematischen Diagnostik ist daher ein Langzeit-EKG sinnvoll. Seltener, in der Regel klinisch unkritisch, findet sich ein Perikarderguss.

6.3.1. Klinisches Erscheinungsbild und ANCA-Status

Je nach Studie ist ca. ein Drittel bis max. 50 % der EGPA-Patienten ANCA-positiv. Sablé-Fourtassou et al. konnten hier erstmals überzeugend darstellen, dass auch das klinische Erscheinungsbild je nach ANCA-Status unterschiedlich ist [8]. Diese Beobachtung wurde in weiteren Kohorten bestätigt [3, 4]. So finden sich bei den ANCA-positiven Patienten tendenziell mehr vaskulitische Manifestationen, vor allem die Glomerulonephritis findet sich fast ausschließlich in dieser Gruppe. ANCA-negative Patienten weisen hingegen häufiger die prognostisch ungünstige Herzbeteiligung auf. Allerdings ist die ANCA-Bestimmung bei EGPA dadurch erschwert, dass der MPO-ANCA unter Therapie im Vergleich zur MPA schneller negativ wird und so bei verpasster initialer Bestimmung übersehen werden kann [9].

6.3.2. Diagnostische Abgrenzung zu anderen hypereosinophilen Syndromen

Die differentialdiagnostische Unterscheidung der EGPA von anderen Formen der AAV ist in den meisten Fällen unproblematisch, insbesondere da mit dem fast obligaten Asthma und der Hypereosinophilie charakteristische Befunde vorliegen. Die GPA kann gelegentlich ebenfalls mit einer Eosinophilie einhergehen, jedoch nicht mit einer relevanten eosinophilen Gewebsinfiltration. In solchen Fällen muss zur Differenzierung die Zusammenschau aller Befunde herangezogen werden. Schwieriger ist oft die Unterscheidung der EGPA von anderen Formen der HES. Im Falle eines eindeutigen Vaskulitisnachweises fällt die Diagnosestellung zugunsten der EGPA zumeist leicht. Die ACR/EULAR-Klassifikationskriterien werden u.U. auch von Patienten mit HES ohne Vaskulitis erfüllt, was zu einer falschen Diagnose führen kann, sofern diese Kriterien ohne Nachweis einer Vaskulitis angewendet werden. Unterformen der HES sollten ebenfalls erkannt werden, da insbesondere bei Nachweis bestimmter molekulargenetischer Veränderungen, wie z.B. dem FIP1L1-PDGRF-Fusionsgen, andere Therapieoptionen, z.B. durch Tyrosinkinaseinhibitoren, zur Verfügung stehen [10]. In Abb. 6.11 ist ein diagnostischer Algorithmus zur Aufarbeitung einer Hypereosinophilie vorgeschlagen. Für Details sei auf die aktuellen Vorschläge zur Diagnostik und Klassifikation des HES hingewiesen [11].

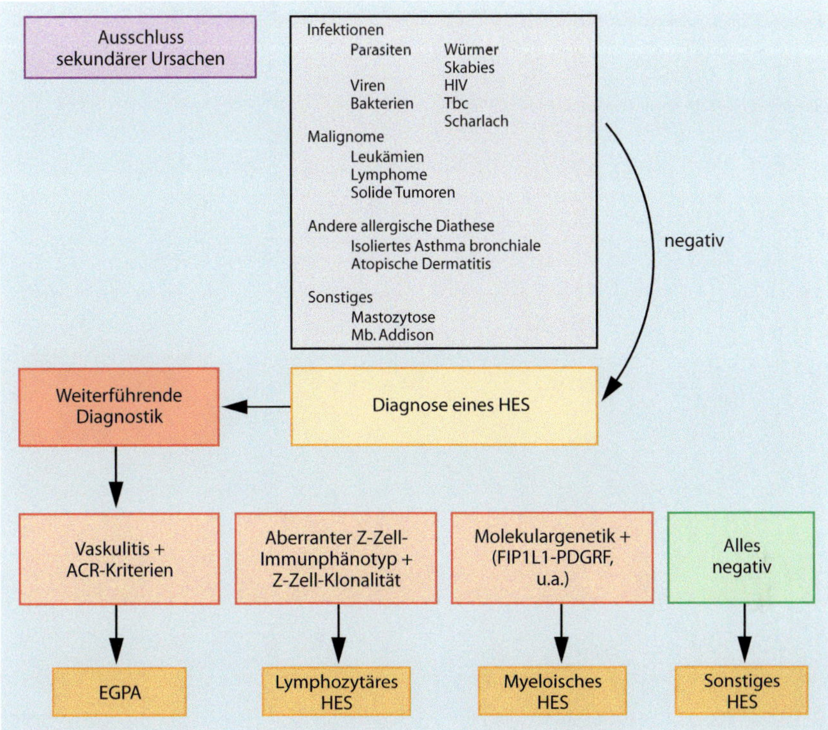

Abb. 6.11: Vorschlag eines diagnostischen Algorithmus bei Hypereosinophilie.

6.3.3. Literatur

1. Grayson C, Ponte C, Suppiah R al. 2022 American College of Rheumatology/European Alliance of Associations for Rheumatology Classification Criteria for Eosinophilic Granulomatosis with Polyangiitis. Ann Rheum Dis. 2022;82:309-314.

2. Moosig F, Bremer JP, Hellmich Bet al. A vasculitis centre based management strategy leads to improved outcome in eosinophilic granulomatosis and polyangiitis (Churg-Strauss, EGPA): monocentric experiences in 150 patients. Ann Rheum Dis. 2013;72:1011-7.

3. Comarmond C, Pagnoux C, Khellaf M et al. Eosinophilic granulomatosis with polyangiitis (Churg-Strauss): clinical characteristics and long-term followup of the 383 patients enrolled in the French Vasculitis Study Group cohort. Arthritis Rheum. 2013;65:270-81.

4. Umbreit C, Virchow JC, Thorn C et al. Analgetikaintoleranz. Der Internist 2010;51:1196-1201.

5. Garcia-Vives E, Rodriguez-Palomares JF, Harty L et al. Heart disease in eosinophilic granulomatosis with polyangiitis (EGPA) patients: a screening approach proposal. Rheumatology 2021;60:4538-4547

6. Friedrich MG, Sechtem U, Schulz-Menger J, et al. Cardiovascular magnetic resonance in myocarditis: A JACC White Paper. J Am Coll Cardiol. 2009;53:1475-87.

7. Marmursztejn J, Guillevin L, Trebossen R et al. Churg-Strauss syndrome cardiac involvement evaluated by cardiac magnetic resonance imaging and positron-emission tomography: a prospective study on 20 patients. Rheumatology (Oxford). 2013;52:642-50.

8. Sablé-Fourtassou R, Cohen P, Mahr A et al. Antineutrophil cytoplasmic antibodies and the Churg-Strauss syndrome. Ann Intern Med. 2005;143:632-8.

9. Bremer JP, Csernok E, Holle J et al. Getting rid of MPO-ANCA: a matter of disease subtype. Rheumatology (Oxford). 2013;52:752-4.

10. Shomali W and Gotlib J. World Health Organization-defined eosinophilic disorders: 2022 update on diagnosis, risk stratification, and management. Am J Hematol. 2022;97:129-148.

11. Valent P, Klion AD, Roufosse F et al. Proposed refined diagnostic criteria and classification of eosinophil disorders and related syndromes. Allergy. 2023;78: 47-59.

Stadieneinteilung, Aktivitätsbestimmung und Outcome-Parameter

7. Stadieneinteilung, Aktivitätsbestimmung und Outcome-Parameter

Die Beurteilung der Krankheitsaktivität einer ANCA-assoziierten Vaskulitis (AAV) ist von zentraler Bedeutung für die Abschätzung der Prognose und die Therapieplanung. Die Beurteilung erfolgt erstmalig zum Zeitpunkt der Diagnose und im Verlauf der Erkrankung mit dem Ziel der Bewertung der Schwere der Erkrankung, dem Erreichen der Remission oder der Feststellung eines Rezidivs. Über die Aktivitätan den betroffenen Organsysteme kann das Risiko für eine lebensbedrohliche oder organbedrohliche Erkrankung abgeschätzt werden. Frühere Beschreibungen einer "schweren" versus "nicht schweren" oder "generalisierten" versus "limitierten" Erkrankung werden aufgrund unterschiedlicher Interpretationen und den daraus abgeleiteten klinischen Entscheidungen nicht mehr verwendet.

Eine strukturierte klinische Untersuchung sowie die Analyse der einzelnen Organfunktionen anhand von Laborparametern und speziellen apparativen diagnostischen Verfahren zum Zeitpunkt der Diagnose und im Verlauf der AAV ist die Voraussetzung für evidenzbasierte Therapieentscheidungen [1].

Als Therapieziel wird das Erreichen einer Remission definiert (☞ Tab. 7.1) [2]. Mit der ersten Phase der Therapie soll eine Remission induziert werden. Diese kann festgestellt werden, wenn keine Krankheitsaktivität mehr vorliegt. Im weiteren Verlauf wird versucht, eine anhaltende Remission zu sichern. Die Prognose ist abhängig von der primären Krankheitsaktivität und dem über den Krankheitsverlauf akkumulierten Schaden durch die Erkrankung und die Therapie.

Der Effekt einer Therapie wird hinsichtlich des Einflusses auf die Krankheitsaktivität und dem Auftreten möglicher Nebenwirkungen beurteilt. Für das Ansprechen auf eine Therapie kommen Remissionskriterien zur Anwendung. Als Remission bezeichnet man das nicht Vorhandensein klinischer Zeichen einer Krankheitsaktivität [2]. Die Definition der Remission umfasst auch die Dauer, die Patienten sich in einem Remissionsstatus befinden. Darüber hinaus wird das Vorhandensein

Aktivitätsstatus	Definition
Aktive Erkrankung	Vorhandensein von typischen Anzeichen, Symptomen oder anderen Merkmalen (wie Glomerulonephritis oder Lungenknötchen) einer aktiven AAV
Remission	Fehlen von typischen Anzeichen, Symptomen oder anderen Merkmalen einer aktiven AAV mit oder ohne immunsuppressive Therapie
Anhaltende Remission	Fehlen von typischen Anzeichen, Symptomen oder anderen Merkmalen einer aktiven AAV über einen bestimmten Zeitraum mit oder ohne immunsuppressive Therapie
Ansprechen (*response*)	50%ige Verringerung der Krankheitsaktivität und Ausbleiben neuer Manifestationen
Rezidiv (*relapse*)	Wiederauftreten einer aktiven AAV nach einer Zeit der Remission
bedeutend (*major*)	Wiederauftreten oder Neuauftreten potentiell organ- oder lebensbedrohlicher Krankheitszeichen
gering (*minor*)	Wiederauftreten oder Neuauftreten von Krankheitszeichen ohne potentiell organ- oder lebensbedrohlichen Charakter
Refraktäre Erkrankung	Unveränderte oder verstärkte Anzeichen, Symptome oder andere Merkmale aktiver AAV nach einem Zeitraum der Standard-Induktionstherapie. Schädigungen, Infektionen, Nebenwirkungen der Behandlung oder Komorbiditäten als mögliche Ursachen für die anhaltenden oder verschlimmerten Krankheitsmanifestationen müssen ausgeschlossen werden.

Tab. 7.1: Definition der Stadien der Krankheitsaktivität nach Hellmich et al. [2].

einer immunsuppressiven Therapie in die Bewertung einbezogen. In klinischen Studien wird eine Remission dann angenommen, wenn nach einer systematischen Beurteilung der im *Birmingham Vasculitis Activity Score* (BVAS) definierten Krankheitszeichen ein Punktwert von 0 erreicht ist. Eine Remission sollte auch nur dann angenommen werden, wenn eine stabile Steroiddosis von ≤7,5 mg Prednisolon erreicht ist [2].

Der Begriff "aktive Erkrankung" umfasst neben den klassischen vaskulitischen Manifestationen auch weitere klinische Aktivitätszeichen wie beispielsweise granulomatöse Manifestationen bei einer GPA oder eosinophile Infiltrationen bei einer EGPA. Von einem "Ansprechen" auf die Therapie wird dann ausgegangen, wenn mindestens eine 50%ige Reduktion der Krankheitsaktivität nach dem BVAS erreicht ist [2]. Patienten, die nach einer Induktion mit der Standardtherapie keine Remission erreichen werden in die Gruppe der "refraktären" Verlaufsformen eingeordnet. Refraktäre Erkrankung kann auch bedeuten, dass die Steroiddosis wegen einer weiterhin vorhandenen Krankheitsaktivität nicht wie geplant reduziert werden kann. Wenn nach einer Induktionstherapie eine Remission festgestellt wurde und im weiteren Verlauf erneut Krankheitszeichen auftreten spricht man von einem Rezidiv oder einer "*relapsing disease*" [2]. Es kann dann unterschieden werden, ob es sich um ein bedeutendes (*major*) oder geringes (*minor*) Rezidiv handelt. Als bedeutendes Rezidiv werden alle wiederkehrenden oder neuen Krankheitszeichen bewertet, die potentiell organ- oder lebensbedrohlich sind und einer über die Erhöhung der Steroiddosis hinausgehenden Therapie bedürfen. Alle anderen Rezidive werden als gering bezeichnet.

Zur Beurteilung der Krankheitsaktivität der AAV werden charakteristische Manifestationen der AAV in einem definierten Scoresystem(BVAS) bewertet (☞ Tab. 7.2) [3]. Es werden Krankheitszeichen aufgenommen, die eine immunsuppressive Therapie erfordern und die nicht beispielsweise durch eine Infektion oder durch ein dauerhaftes Residuum der Erkrankung verursacht sind. Im BVAS sind spezifische potentielle Manifestationen der Erkrankung (klinische und apparative Befunde, Laborparameter) mit einem spezifischen Punktwert entsprechend der Bedeutung im Krankheitsprozess hinterlegt [3]. Der Untersucher muss sich bei der Bewertung die folgenden Fragen stellen: 1. Liegt eine Veränderung vor? 2. Ist diese Veränderung der Vaskulitis zuzuordnen? 3. Liegt eine neue oder zunehmende Vaskulitisaktivität vor oder besteht eine schleichende, aber konstante Aktivität? Wird die Krankheitsaktivität zum ersten Mal beurteilt, dann fließen alle Manifestationen in den Score ein. Führt man die Bewertung im Verlauf der Erkrankung erneut durch, dann werden die letzten drei Monate betrachtet. Alle neu aufgetretenen oder progredienten Manifestationen innerhalb der letzten vier Wochen werden in dem Score markiert. Liegt innerhalb der letzten drei Monate eine Vaskulitisaktivität vor, die sich jedoch an keinem Organsystem verändert hat, dann werden die dazu gehörigen Manifestationen als "*persistent disease*" bewertet. Dabei verringert sich der Punktwert des Gesamtscores.

Dauerhafte Schäden an den verschiedenen Organsystemen, die durch die Vaskulitis oder die Therapien verursachten sind und daher nicht auf eine immunsuppressive Therapie ansprechen, werden in einem weiteren Scoresystem dem *Vasculitis Damage Index* (VDI) bewertet (☞ Tab. 7.4) [4]. Die Schäden werden kumulativ über den gesamten Zeitraum der Erkrankung beurteilt, was zur Folge hat, dass die Punktzahl des VDI im Verlauf der Erkrankung nur steigen jedoch nicht mehr abnehmen kann.

Spezifische Kriterien für das Therapieansprechen werden in der ANCA-Associated Vasculitis Working Group der OMERACT entwickelt [5].

Die Beurteilung der Lebensqualität und der durch die Erkrankung und die Therapie bedingten Einschränkungen aus der Sicht der Patienten (*Patient Reported Outcome Measure*, PROM) gewinnt als Endpunkt in klinischen Studien und im klinischen Alltag Bedeutung. AAV spezifische PROMs (AAV-PRO) wurden entwickelt und sind auch in einer deutschsprachigen Version validiert worden [6]. Darin werden krankheitsspezifische Probleme, Beeinträchtigungen durch die Erkrankung und psychoemotionale Veränderungen erfasst.

Tick an item **only** if attributable to active vasculitis. If there are no abnormalities in a section, please tick 'None' for that organ system.			If **all** abnormalities are due to persistent disease (active vasculitis which is not new/worse in the prior 4 weeks), tick the **PERSISTENT** box at the bottom right corner		
Is this the patient's first assessment? Yes ❑ No ❑					
	None	Active disease		None	Active disease
1. General	❑		**6. Cardiovascular**	❑	
Myalgia		❑	Loss of pulses		❑
Arthralgia/arthritis		❑	Valvular heart disease		❑
Fever ≥38° C		❑	Pericarditis		❑
Weight loss ≥2 kg		❑	Ischaemic cardiac pain		❑
2. Cutaneous	❑		Cardiomyopathy		❑
Infarct		❑	Congestive cardiac failure		❑
Purpura		❑	**7. Abdominal**	❑	
Ulcer		❑	Peritonitis		❑
Gangrene		❑	Bloody diarrhoea		❑
Other skin vasculitis		❑	Ischaemic abdominal pain		❑
3. Mucous membranes/eyes	❑		**8. Renal**	❑	
Mouth ulcers		❑	Hypertension		❑
Genital ulcers		❑	Proteinuria >1+		❑
Adnexal inflammation		❑	Haematuria ≥10 RBCs/hpf		❑
Significant proptosis		❑	Serum creatinine 125-249 µmol/L*		❑
Scleritis/episcleritis		❑	Serum creatinine 250-499 µmol/L*		❑
Conjunctivitis/blepharitis/keratitis		❑	Serum creatinine ≥500 µmol/L*		❑
Blurred vision		❑	Rise in serum creatinine >30 % or fall in creatinine clearance >25 %		❑
Sudden visual loss		❑	***Can only be scored on the first assessment**		
Uveitis		❑	**9. Nervous system**	❑	
Retinal changes (vasculitis/thrombosis/exudate/haemorrhage)		❑	Headache		❑
4. ENT	❑		Meningitis		❑
Bloody nasal discharge/crusts/ulcers/granulomata		❑	Organic confusion		❑
Paranasal sinus involvement		❑	Seizures (not hypertensive)		❑
Subglottic stenosis		❑	Cerebrovascular accident		❑
Conductive hearing loss		❑	Spinal cord lesion		❑
Sensorineural hearing loss		❑	Cranial nerve palsy		❑
5. Chest	❑		Sensory peripheral neuropathy		❑
Wheeze		❑	Mononeuritis multiplex		❑
Nodules or cavities		❑	**10. Other**	❑	
Pleural effusion/pleurisy		❑	a.		❑
Infiltrate		❑	b.		❑
Endobronchial involvement		❑	c.		❑
Massive haemoptysis/alveolar haemorrhage		❑	d.		❑
Respiratory failure		❑	**PERSISTENT DISEASE ONLY:** (Tick here if **all** the abnormalities are due to persistent disease)		❑

Tab. 7.2: Birmingham Vasculitis Activity Score (Version 3) [3].

Vasculitis Damage Index (VDI)					
Musculoskeletal	No	Yes	**Peripheral vascular disease**	No	Yes
None	❑		None	❑	
Significant muscle atrophy or weakness		❑	Absent pulses in one limb		❑
Deforming/erosive arthritis		❑	2nd episode of absent pulses in one limb		❑
Osteoporosis/vertebral collapse		❑	Major vessel stenosis		❑
Avascular necrosis		❑	Claudication >3 months		❑
Osteomyelitis		❑	Minor tissue loss		❑
Skin/Mucous membranes			Major tissue loss		❑
None	❑		Subsequent major tissue loss		❑
Alopecia		❑	Complicated venous thrombosis		❑
Cutaneous ulcers		❑	**Gastrointestinal**		
Mouth ulcers		❑	None	❑	
Ocular			Gut infarction/resection		❑
None	❑		Mesenteric insufficiency/pancreatitis		❑
Cataract		❑	Chronic peritonitis		❑
Retinal change		❑	Oesophageal stricture/surgery		❑
Optic atrophy		❑	**Renal**		
Visual impairment/diplopia		❑	None	❑	
Blindness in one eye		❑	Estimated/measured GFR ≤50%		❑
Blindness in second eye		❑	Proteinuria ≥0.5 g/24 h		❑
Orbital wall destruction		❑	End stage renal disease		❑
ENT			**Neuropsychiatric**		
None	❑		None	❑	
Hearing loss		❑	Cognitive impairment		❑
Nasal blockage/chronic discharge/crusting		❑	Major psychosis		❑
Nasal bridge collapse/septal perforation		❑	Seizures		❑
Chronic sinusitis/radiological damage		❑	Cerebrovascular accident		❑
Subglottic stenosis (no surgery)		❑	2nd cerebrovascular accident		❑
Subglottic stenosis (with surgery)		❑	Cranial nerve lesion		❑
Pulmonary			Peripheral neuropathy		❑
None	❑		Transverse myelitis		❑
Pulmonary hypertention		❑	**Other**		
Pulmonary fibrosis		❑	None	❑	
Pulmonary infarction		❑	Gonadal failure		❑
Pleural fibrosis		❑	Marrow failure		❑
Chronic asthma		❑	Diabetes		❑
Chronic breathlessness		❑	Chemical cystitis		❑
Impaired lung function		❑	Malignancy		❑
Cardiovascular			Other		❑
None	❑		**Total VDI Score:** Record the number of positive Items (1 point for each). The VDI score can either increase or remain the same over time. Remember to carry forward any previous items of damage.		
Angina angioplasty		❑			
Myocardial infarction		❑			
Subsequent myocardial infarction		❑			
Cardiomyopathy		❑	____________________		
Valvular disease		❑			
Pericaritis ≥3 months or pericardectomy		❑			
Diastolic BP ≥95 or requiring antihypertensives		❑			

Tab. 7.3: *Vasculitis Damage Index* nach Exley et al. [4].

7.1. Literatur

1. Mukhtyar C, Guillevin L, Cid MC, Dasgupta B, de Groot K, Gross W, et al. EULAR recommendations for the management of primary small and medium vessel vasculitis. Ann Rheum Dis. 2009;68(3):310-7.

2. Hellmich B, Flossmann O, Gross WL, Bacon P, Cohen-Tervaert JW, Guillevin L, et al. EULAR recommendations for conducting clinical studies and/or clinical trials in systemic vasculitis: focus on anti-neutrophil cytoplasm antibody-associated vasculitis. Ann Rheum Dis. 2007;66(5):605-17.

3. Mukhtyar C, Lee R, Brown D, Carruthers D, Dasgupta B, Dubey S, et al. Modification and validation of the Birmingham Vasculitis Activity Score (version 3). Ann Rheum Dis. 2009;68(12):1827-32.

4. Exley AR, Bacon PA, Luqmani RA, Kitas GD, Gordon C, Savage CO, et al. Development and initial validation of the Vasculitis Damage Index for the standardized clinical assessment of damage in the systemic vasculitides. Arthritis Rheum. 1997;40(2):371-80.

5. Quinn KA, Monti S, Christensen R, Jayne D, Langford CA, Lanier GE, et al. Developing a composite outcome tool to measure response to treatment in ANCA-associated vasculitis: A mixed methods study from OMERACT 2020. Semin Arthritis Rheum. 2021;51(5):1134-8.

6. Robson JC, Dawson J, Doll H, Cronholm PF, Milman N, Kellom K, et al. Validation of the ANCA-associated vasculitis patient-reported outcomes (AAV-PRO) questionnaire. Ann Rheum Dis. 2018;77(8):1157-64.

Therapie

8. Therapie

8.1. Granulomatose mit Polyangiitis und Mikroskopischen Polyangiitis

8.1.1. Therapieprinzipien

Die Therapie der GPA/MPA erfolgt in Abhängigkeit von der Krankheitsaktivität (aktive Erkrankung, Remission, Rezidiv) und dem Krankheitsstadium (organbedrohend, nicht-organbedrohend).

Bei aktiver Erkrankung (Erstmanifestation und Rezidiv) erfolgt eine remissionsinduzierende Therapie, an die sich nach Eintritt in die Remission eine remissionserhaltende Therapie anschließt.

Die Therapie der AAV sollte in einem mit der Behandlung von AAV erfahrenen Zentrum [1] erfolgen und sollte sich an den verfügbaren Leitlinien und Therapieempfehlungen orientieren.

Aktuell sind neben einer deutschen S1-Leitlinie aus 2017 [1], die zurzeit überarbeitet wird, eine Empfehlung der EULAR aus dem Jahr 2022 [2] und eine amerikanische Leitlinie aus dem Jahr 2021 [3] verfügbar.

8.1.2. Remissionsinduktion bei GPA und MPA

8.1.2.1. Standardtherapie

Die Standardtherapie der GPA und MPA setzt sich bei der Remissionsinduktion aus einer Glukokortikoid (GC-)therapie und einem weiteren Immunsuppressivum zusammen.

8.1.2.1.1. Glukokortikoidtherapie

Die GC-Therapie wird dabei in der Regel mit einer oralen Predniso(lo)näquivalentdosis von ca. 1 mg/kg Körpergewicht, maximal mit 50-75 mg/Tag begonnen und dann schrittweise reduziert [3]. Bei Umstellung auf eine remissionserhaltende Therapie sollte die GC-dosis auf 5-7,5 mg/Tag Prednisolonäquivalent reduziert sein [1, 2].

Bei schwerer organbedrohender Erkrankung können initial auch i.v. Methylprednisolon (MP)-stöße (z.B. 1000 mg i.v. über 3 Tage) angewendet werden [1-3], wobei nicht evidenzbasiert ist, ob eine MP-Stoßtherapie tatsächlich einen Vorteil gegenüber der oralen GC-Therapie mit ca. 1 mg/kg/KG/Tag als Einstiegdosis hat.

Daten aus einer doppelblinden/*double-dummy* RCT (PEXIVAS-Studie) belegen [4], dass GC bei GPA/MPA schneller reduziert werden können als in den älteren RCTs der EUVAS (*European Vasculitis Society*) [5-7]. In der PEXIVAS-Studie wurden Patienten auf ein Standarddosis-GC-Protokoll und ein GC-Protokoll mit einer schnelleren Reduktion ("*reduced dose GC protocol*") randomisiert. Nach initialem MP-Stoß und einer anschließenden Einstiegdosis von ca. 1 mg/kg KG/Tag Prednisonäquivalent (max. Dosis zwischen 50-75 mg/Tag) wurde Prednison in der "*reduced-dose*"-Gruppe je nach Körpergewicht bereits ab Woche 13 bzw.15 auf 5-7,5 mg/Tag reduziert, während in der "Standard-GC-Dosis"-Gruppe dieser Dosisbereich erst am Woche 19 bis 23 erreicht wurde (☞ Tab. 8.1). In beiden Therapiearmen unterschieden sich die Remissionsraten nicht, jedoch war die Rate an schweren Infektionen in der "*reduced-dose*"-Gruppe im Vergleich zur "Standard-GC"-Gruppe signifikant niedriger.

Alter in Jahren	Kreatinin <300 mmol/l	Kreatinin 300-500 mmol/l
<60	15 mg/kg KG pro Infusion	12,5 mg/kg KG pro Infusion
60-70	12,5 mg/kg KG pro Infusion	10 mg/kg KG pro Infusion
>70	10 mg/kg KG pro Infusion	7,5 mg/kg KG pro Infusion

Tab. 8.1: Dosisanpassung von i.v. CYC nach Alter und Nierenfunktion (in Anlehnung an die CYCLOPS-Studie) [5].

Die PEXIVAS-Studie schloss keine Patienten mit nicht-organ- bzw. nicht-lebensbedrohlicher Erkrankung ein, so dass aus dieser Studie für diese Patientenpopulation keine Evidenz abgeleitet werden kann, aber anzunehmen ist, dass das Protokoll auch in dieser Population effektiv ist.

Woche	Predniso(lo)ndosis in mg/Tag		
	<50 kg	50-75 kg	>75 kg
inital	Puls	Puls	Puls
1	50	60	75
2	25	30	40
3-4	20	25	30
5-6	15	20	25
7-8	12,5	15	20
9-10	10	12,5	15
11-12	7,5	10	12,5
13-14	6	7,5	10
15-16	5	5	7,5
17-18	5	5	7,5
19-20	5	5	5
21-22	5	5	5
23-52	5	5	5
>52	Nach lokaler Praxis		

Tab. 8.2: Predniso(lo)ndosisreduktion bei organbedrohender Erkrankung (nach dem "reduzierten" Dosisprotokoll der PEXIVAS-Studie) [4].

Zudem gibt es erste Hinweise, dass die GC-Dosen noch niedriger gewählt werden können.

In einer offenen RCT (LoVAS-Studie) [8] wurden neu diagnostizierten AAV-Patienten auf eine "niedrig-dosierte GC-Therapie" mit initial 0,5 mg/kg/Tag oder eine "hochdosierten GC-Therapie" mit initial 1 mg/kg/Tag (jeweils in Kombination RTX 4 × 375 mg/m²) randomisiert. Die GC-Dosis wurde nach einem standardisierten Protokoll reduziert und innerhalb von 5 Monaten beendet. Die "niedrig-dosierte" GC-Therapie war hinsichtlich des primären Endpunkts (Remissionsrate zu Monat 6) nicht unterlegen. Die Studie ist durch eine kleine Patientenzahl (n=144) sowie dadurch limitiert, dass sie offen war, vornehmlich MPA-Patienten und nur neu diagnostizierte Patienten untersucht wurden, die zudem ausschließlich eine Kombinationstherapie mit RTX erhielten (keine Daten zu MTX oder MMF).

In der RITAZAREM-Studie [9] erhielten rezidivierte GPA-/MPA-Patienten im ersten Studienteil eine remissionsinduzierende Therapie aus RTX 4 × 375 mg/m² in Kombination mit GC. Dabei wurde die initiale GC-Dosis (0,5 mg/kg/Tag Prednisonäquivalent (max. 30 mg/Tag) oder 1,0 mg/kg/Tag (max. 30 mg/Tag)) durch den behandelnden Arzt festgelegt (keine echte Randomisierung). In beiden Therapiearmen wurden die GC-Dosis innerhalb von vier Monaten auf 10 mg/Tag reduziert. In der Auswertung ergaben sich bei Stratifizierung nach "*Major*"- (= organbedrohendes) und "*Minor*"- (= nicht organbedrohendes) Rezidiv keine Unterschiede hinsichtlich der Remissionsraten nach 6 Monaten für beide GC-Protokolle.

Nach den neuen europäischen Therapieempfehlungen [2] kann daher bei neu diagnostizierten und rezidivierten Patienten mit nicht-organbedrohender Erkrankung, die RTX zur Remissionsinduktion erhalten, eine initiale GC-Dosis von 0,5 mg/kg/Tag erwogen werden.

- Die GC-Therapie im Rahmen einer Remissionsinduktion bei GPA/MPA erfolgt initial mit 50-75 mg/Tag (je nach Körpergewicht) auf der Datengrundlage der PEXIVAS-Studie.
- Die GC-Therapie ist nach dem reduzierten Schema der PEXIVAS-Studie bis auf 5 mg/Tag zu reduzieren.
- Insbesondere bei nicht-organbedrohender Erkrankung können möglicherweise niedrigere initiale GC-Dosen eingesetzt werden, z.B. 0,5 mg/kg KG Prednisonäquivalent.
- Bei schwerer Organbeteiligung kann eine initiale Methylprednisolonstoßtherapie i.v. erwogen werden, ohne dass hierzu Daten aus RCTs vorliegen.

8.1.2.1.2. Immunsuppression bei aktiver, organbedrohender Erkrankung: *First-line*-Therapie

Neben der GC-Therapie sollte bei organ- oder lebensbedrohlichem Verlauf eine remissionsinduzierende Therapie mit Rituximab (RTX) 4 × 375 mg/m² i.v. im wöchentlichen Abstand oder mit Cyclophosphamid erfolgen [1-3].

Nach der doppelblinden/*double-dummy* RCT RAVE [10], die zur Zulassung von RTX geführt hat, waren RTX und eine orale CYC-Therapie mit 2 mg/kg Körpergewicht (KG)/Tag hinsichtlich der Remissionsraten nach 6 Monaten gleichwertig; eine Subgruppenanalyse zeigte zudem, dass die Remissionsraten in der Subgruppe, die aufgrund eines Rezidivs (und nicht einer Ersterkrankung) behandelt wurden, im RTX-Arm signifikant höher waren als im CYC-Arm. In den Empfehlungen und Leitlinien wird daher im Falle einer Rezidivbehandlung in der Regel RTX gegenüber CYC präferiert [1-3]. Die amerikanische Guideline präferiert in der Regel RTX vor CYC auch in der Erstlinientherapie [3], was nicht evidenzbasiert ist, aber aufgrund der geringeren Knochenmarktoxizität und zum Fertilitätserhalt nachvollziehbar ist.

Cyclophosphamid kann sowohl oral als auch i.v. angewendet werden. Nach der offenen RCT CYCLOPS sind beide Protokolle hinsichtlich der Remissionsinduktionsraten gleichwertig [5], wenngleich die Rezidivrate im Langzeitverlauf im oralen Therapiearm signifikant höher war [11], wobei einschränkend zu sagen ist, dass in beiden Therapiearmen im Anschluss nur eine relativ kurze und konventionelle remissionserhaltende Therapie mit Azathioprin durchgeführt wurde, die nach dem heutigen Kenntnisstand ohnehin als nicht ausreichend zu betrachten ist. In der Regel wird heute zur Reduktion der kumulativen CYC-Dosis (und damit zur Reduktion einer potentiellen Knochenmarktoxizität) eine intravenöse Therapie bevorzugt. Die i.v. Therapie sollte nach dem CYCLOPS-Protokoll erfolgen [1, 5]: die Standarddosis beträgt 15 mg/kg KG i.v. pro Infusion. Es werden in der Regel sechs Infusionen verabreicht, die bei Bedarf auf 9-12 Infusionen ausgedehnt werden können. Die ersten drei Infusionen werden dabei im Abstand von 14 Tagen, die weiteren Infusionen im Abstand von 21 Tagen verabreicht. Im höheren Lebensalter und/oder bei Niereninsuffizienz sollte die CYC-Dosis entsprechend reduziert werden (☞ Tab. 8.1) [1]. Sofern trotz Dosisanpassung Leukopenien im Rahmen der Leukozyten-Nadirbestimmungen, die üblicherweise an Tag 10 und 14 stattfinden sollten, dokumentiert werden, sollte eine CYC-Dosisreduktion von 20 % bei einem Nadir zwischen 2000-3000/µl und von 40 % bei einem Nadir von <2000/µl vorgenommen werden [1].

Bei oraler CYC-Therapie wird in der Regel mit einer Dosis von 2 mg/kg KG/Tag durchgeführt, maximal mit 200 mg/Tag. Die Dauer dieser Therapie beträgt in der Regel 3 Monate, da die CYCLOPS-Studie eine Remission nach im Median 3 Monaten dokumentierte, auch wenn das damalige Studienprotokoll die CYC-Therapie nach Eintritt in die Remission noch 3 Monate fortführte [5], was heutzutage unter dem Aspekt der Reduktion der CYC-Toxizität nicht mehr in dieser Weise durchgeführt wird; wichtiger ist der Anschluss einer konsequenten remissionserhaltenden Therapie nach Eintritt in die Remission (siehe unten). Auch unter oraler CYC-Therapie sollten regelmäßige Blutbildkontrollen, insbesondere zur Bestimmung der Leukozytenzahlen erfolgen. Im Rahmen der CYCLOPS-Studie wurden Leukozytenkontrollen im ersten Monat mindestens 1 ×/Woche, im zweiten Monat alle 14 Tage und danach mindestens 1 ×/Monat durchgeführt. Auch bei der oralen Therapie sollte eine Dosisanpassung nach dem CYCLOPS-Protokoll in Abhängigkeit vom Alter vorgenommen werden (Dosisreduktion um 25 % bei Patienten >60 Jahre, Dosisreduktion um 50 % bei Patienten >70 Jahre). Eine orale CYC-Therapie solle bei Leukozytenzahlen unter 4000/µl pausiert und danach in ggf. reduzierter Dosis erneut aufgenommen werden.

Zu supportiven Maßnahmen unter hochdosierter GC-Therapie sowie unter RTX und CYC-Therapie (z.B. Pneumocystis-Prophylaxe, Osteoporoseprophylaxe, Einstellung der CVRF) ist auf Kap. 10. zu verweisen.

- Die Remissionsinduktion bei organbedrohender GPA/MPA erfolgt mit CYC oder RTX.
- RTX wird 4 × im wöchentlichen Abstand mit 375 mg/m² eingesetzt.
- RTX ist bei rezidivierenden Patienten zu bevorzugen.

8.1.2.1.3. Immunsuppression bei aktiver, organbedrohender Erkrankung: Mittel der Reserve

Mycophenolat (MMF) kann als Alternative zu CYC oder RTX angewendet werden, wenn Kontraindikationen für oder Nebenwirkungen unter diesen beiden Substanzen bestehen [1-3]. Grundlage für die Empfehlung für MMF als Mittel der Reserve ist die sog. MYCYC-Studie [12], eine offene RCT, die keinen signifikanten Unterschied in den Remissionsraten von neu diagnostizierten GPA/MPA-Patienten mit einer GFR >15 ml/min ergab, welche MMF 2-3 g/d oder i.v. CYC jeweils in Kombination mit GC erhielten und nach Eintritt in die Remission nach 3-6 Monaten auf Azathioprin umgestellt wurden (Remissionsrate nach 6 Monaten: MMF 47 (67 %) vs. CYC 43 (61 %), Nicht-Unterlegenheit von MMF gegenüber CYC nachgewiesen). Allerdings wies die MMF-Gruppe nach 18 Monaten eine höhere Rezidivrate im Vergleich zu CYC auf (33 vs. 19 %). Die Rezidive in der MMF-Gruppe waren zu einem großen Teil PR3-ANCA-positiven Patienten zuzuschreiben. So waren unter den MPO-ANCA-positiven Patienten die Rezidive im CYC- und MMF-Arm relativ gleich verteilt (12 % bzw. 15 %), während bei den PR3-ANCA-positiven Patienten 24% im CYC- und 48 % im MMF-Arm rezidivierten [12]. Eine Metaanalyse [13], die neben MYCYC 3 weitere Studien [14-16] einschloss, kam zu dem Ergebnis, dass in Bezug auf Remissionsinduktionsraten kein signifikanter Unterschied zwischen MMF und CYC besteht, aber hinsichtlich der Rezidivraten ein nicht signifikanter Vorteil für CYC vorliegt und PR3-ANCA-positive Patienten weniger gut auf MMF im Vergleich zu CYC ansprechen. Zusammenfassend wurde MMF bisher nur an einem begrenzten Patientenkollektiv in RCTs hinsichtlich Remissionsinduktion im Vergleich zu CYC untersucht und zeigt hier einen Nachteil in Bezug auf die Rezidivneigung PR3-ANCA-positiver Patienten; direkte Vergleichsstudien mit RTX liegen nicht vor.

- MMF kann in Kombination mit GC als Mittel der Reserve bei organbedrohender GPA/MPA eingesetzt werden.
- Für MMF ist ein möglicherweise erhöhtes Rezidivrisiko PR3-ANCA-positiver Patienten im Vergleich zu MPO-ANCA-positiven Patienten zu beachten.

8.1.2.1.4. Indikation für einen additiven Plasmaaustausch bei aktiver, organbedrohender Erkrankung

Auf der Basis zweier großer RCTs (die offene RCT MEPEX und die doppelblinde/*double-dummy* RCT EXIVAS) [4, 6] sowie einer kürzlich publizierten Metaanalyse [17], welche MEPEX und PEXIVAS sowie sieben weitere Studien einschloss, kann eine additive Plasmaaustauschtherapie (PLEX) zusätzlich zur Standardtherapie mit GC und CYC oder RTX bei selektierten Patienten mit einer aktiven Nierenbeteiligung und einem Kreatininwert von >300 µmol erwogen werden [2].

Die neuen Empfehlungen sind auf der Basis der neueren Studiendaten damit zurückhaltender als noch vor einigen Jahren. Nach den früheren positiven Daten aus der MEPEX-Studie [6], die einen signifikanten Vorteil in Bezug auf eine Dialyseunabhängigkeit nach drei Monaten und einem Jahr unter additivem Plasmaaustausch (in Kombination mit GC und CYC) bei Patienten mit aktiver

	Organbedrohende Erkrankung	Nicht-organbedrohende Erkrankung
Glukokortikoide	• Initial ca. 1 mg/kg KG bzw. 50-75 mg/Tag Predniso(lo)näquivalent (nach PEXIVAS-Protokoll) [4] • ggf. MP-Stoßtherapie i.v. erwägen • Reduktion nach PEXIVAS-Protokoll	• Initial ca. 1 mg/kg KG bzw. 50-75 mg/Tag Predniso(lo)näquivalent(nach PEXIVAS-Protokoll) [4] • niedrigere Dosis (0,5 mg/kg/Tag) kann erwogen werden • Reduktion nach PEXIVAS-Protokoll oder LoVAS-Protokoll [8]
Sonstige Immunsuppression	• RTX* 4 × 375 mg/m² i.v. im wöchentlichen Abstand *oder* • CYC** 6 × 15 mg/kg i.v. alle 2-3 Wochen *oder* • CYC 2 mg/kg KG/Tag oral für 3-4 Monate	• MTX 0,3 mg/kg KG wöchentlich oral oder s.c. unter Folsäureschutz *oder* • MMF 2-3 g/Tag oral *oder* • RTX 4 × 375 mg/m² i.v. im wöchentlichen Abstand

Tab. 8.3: Remissionsinduzierende Therapie bei organbedrohender und nicht-organbedrohender GPA/MPA nach aktuellen Leitlinien und Empfehlungen [1, 3] und auf der Basis der aktuellen Datenlage (Stand 09/2022).
* RTX ist bei rezidivierender Erkrankung zu bevorzugen.
** 15 mg/kg pro Infusion entspricht der Standarddosis. Ggf. Dosisanpassung nach Alter und Nierenfunktion beachten (☞ Tab. 7.1).

Nierenbeteiligung und Kreatininwerten >500 µmol/l zeigten, wiesen bereits die Langzeitdaten der MEPEX-Studie [18] daraufhin, dass der Vorteil in Bezug auf die Dialyseunabhängigkeit im Langzeitverlauf nicht mehr signifikant ist.

In die neuere PEXIVAS-Studie [4] wurden neu diagnostizierte oder rezidivierte Patienten mit GPA/MPA und unter Standardtherapie mit GC und RTX oder CYC eingeschlossen, die eine aktive Nierenbeteiligung mit einer GFR <50 ml/min/ 1,73 m² oder eine alveoläre Hämorrhagie aufwiesen. In dieser Studie konnte kein signifikanter Unterschied in Bezug auf den primären kombinierten Endpunkt aus terminaler Niereninsuffizienz und Tod nach einem medianen *Follow-up* von 2,9 Jahren zwischen dem PLEX-Arm und dem Arm ohne PLEX (28 % vs. 31 %) detektiert werden. Auch Patienten mit alveolärer Hämorrhagie profitierten in dieser Studie nicht von einer additiven PLEX-Therapie.

Eine Metaanalyse [17], die neben MEPEX und PEXIVAS sieben weitere Studien einschloss, kam zu dem Ergebnis, dass eine PLEX-Behandlung in der gesamten Population das Risiko für eine terminale Niereninsuffizienz nach 12 Monaten gering reduziert (RR 0,62 (95% CI 0,39-0,98)), diese dabei keinen Effekt auf die Mortalität hat, und die Risikoreduktion vom Baseline-Kreatinin abhängig ist: eine Risikoreduktion für die terminale Niereninsuffizienz wurde in den Gruppen mit hohen Kreatininwerten (= hohem Risiko) gefunden. Die Risikoreduktion betrug nach 12 Monaten 16,0 % in der Hochrisikogrupppe (Baseline-Kreatinin >500 µmol/l) und immerhin noch 4,6 % in der Gruppe mit moderatem bis hohen Risiko (Baseline-Kreatinin >300-500 µmol/l). Nach drei Jahren war der Effekt der Risikoreduktion nicht mehr signifikant, allerdings bestand unter der PLEX-Behandlung nach einem Jahr eine deutlich erhöhte Inzidenz an schweren Infektionen in den Gruppen mit höherem Risiko (13,5 % in der Hochrisikogruppe und 8,5 % in der Gruppe mit moderatem bis hohen Risiko).

Zusammenfassend ist festzustellen, dass die PLEX-Behandlung zu einer kurzzeitigen (1 Jahr anhaltenden) Risikoreduktion in Bezug auf Dialysepflichtigkeit bei Patienten mit hohem (>300 µmol/l) oder sehr hohem (>500 µmol/l) Baseline-Kreatinin führt und daher bei diesen Patienten als additive Therapiemaßnahme erwogen werden kann. Der Vorteil der Risikoreduktion in Bezug auf die Dialyse muss gegen das erhöhte Risiko für schwere Infektionen abgewogen werden.

- Eine additive PLEX-Behandlung zusätzlich zu GC in Kombination mit RTX oder CYC kann bei schwerer renaler Beteiligung mit Kreatininwerten >300 bzw. >500 µmol/l erwogen werden und reduziert das Risiko für eine Dialysepflicht nach einem Jahr.
- Es gibt keinen Einfluss der PLEX auf die Mortalität; der Benefit der PLEX im Hinblick auf Dialyseunabhängigkeit besteht nach 3 Jahren nicht mehr.
- Der Vorteil der PLEX muss gegen ein erhöhtes Infektionsrisiko abgewogen werden.

8.1.2.1.5. Immunsuppression bei aktiver, nicht-organbedrohender Erkrankung

Neben einer GC-Therapie können zur additiven Immunsuppression MTX sowie MMF oder RTX eingesetzt werden [1-3].

Die Datenlage ist für MTX mit einer vorliegenden offenen RCT (NORAM-Studie) [19] am besten, die eine Nicht-Unterlegenheit von MTX im Vergleich zu einer oralen CYC-Therapie (jeweils in Kombination mit GC bei GPA-/MPA-Patienten mit aktiver Erkrankung und einem maximalen Kreatininwert von 150 µmol/l nachwies. Einschränkend ist zu sagen, dass in die NORAM-Studie nur neu diagnostizierte Patienten eingeschlossen wurden und nur 6 Patienten eine MPA aufwiesen. Zudem wies der MTX-Arm nach 18 Monaten eine höhere Rezidivrate auf als der CYC-Arm (Rezidivrate nach 18 Monaten: 69,5 % in der MTX- und 46,5 % in der CYC-Gruppe). Dieser Trend bestätigte sich auch im Langzeit-*Follow-up* [20], wobei anzumerken ist, dass nach 18 Monaten keine konsequente remissionserhaltende Therapie mehr durchgeführt wurde, was heutzutage ein unübliches Vorgehen wäre (☞ Kap. 8.1.3.).

Für MMF und RTX liegen formal keine RCTs vor, die Patienten mit ausschließlich nicht-organbedrohender Erkrankung einschlossen. In verschiedene RCTs, die organbedrohend erkrankte Patienten einschlossen, wurden allerdings auch Patienten mit nicht-organbedrohender Erkrankung rekrutiert (RAVE Trial, ADVOCATE Trial für RTX, MYCYC Trial für MMF) [10, 12, 21], so dass die aktuellen Leitlinien und Empfehlungen [1-3] diese Substanzen als mögliche Alternativen zu MTX aufführen. RTX (4 × 375 mg/m² im wöchentlichen Abstand) wird in den neuen europäischen Empfehlungen sogar als *First-line*-Therapie empfohlen [2].

Bezüglich MMF ist anzumerken, dass PR3-ANCA-positive Patienten unter einer Remissionsinduktion mit MMF ein erhöhtes Rezidivrisiko aufweisen [12], wobei nur der Vergleich zu einer CYC-Therapie, die bei der nicht-organbedrohenden Erkrankung nicht als Standardtherapie angewendet werden soll, herangezogen werden kann.

- Die Datenlage für die nicht-organbedrohender Erkrankung ist weniger solide als für die organbedrohende Erkrankung.
- Bei nicht-organbedrohender Erkrankung können MTX, MMF und RTX eingesetzt werden.
- Für MMF ist ein möglicherweise erhöhtes Rezidivrisiko PR3-ANCA-positiver Patienten im Vergleich zu MPO-ANCA-positiven Patienten zu beachten.

8.1.2.2. Neue Therapieoptionen und -strategien in der Remissionsinduktion: GC-Einsparung durch Avacopan

Nach den europäischen Therapieempfehlungen [2] kann der Einsatz des C5a-Rezeptor-Inhibitors Avacopan zusätzlich zu einer remissionsinduzierenden Therapie mit CYC oder RTX bei GPA und MPA zur Reduktion der kumulativen GC-Dosis und GC-induzierter Nebenwirkungen sowie zur Senkung des Rezidivrisikos erwogen werden.

Avacopan wurde 2022 als additive Therapie in Kombination mit CYC oder RTX bei schwerer (d.h. in der Regel organbedrohender) GPA/MPA auf der Basis der doppelblinden/*double-dummy* RCT ADVOCATE [21] in Europa zugelassen. Die Anwendung von Avacopan sollte aufgrund der noch fehlenden Daten über 1 Jahr hinaus auf 12 Monate begrenzt werden.

Im Rahmen der ADVOCATE-Studie [21] erhielten 331 GPA-/MPA-Patienten eine remissionsinduzierende Therapie mit CYC oder RTX und wurden auf Avacopan 2 × 30 mg/Tag oder auf ein GC-Reduktionsschema (beginnend mit max. 60 mg/Tag Prednisonäquivalent und nachfolgender Reduktion bis zur Beendigung der GC nach 21 Wochen) randomisiert. Nach 26 Wochen bestanden keine signifikanten Unterschiede hinsichtlich der Remissionsraten in beiden Armen; nach 52 Wochen waren die Remissionsraten in der Avacopan-Gruppe signifikant höher (Remissionsrate nach 26 Wochen: 72,3 % in der Avacopan- und 70,1 % in der GC-Gruppe, p<0,0001 in Bezug auf Nicht-Unterlegenheit für Avacopan; Remissionsrate zu Woche 52: 65,7 % im Avacopan- vs. 54,9 % im GC-Arm, p=0,007 für die Überlegenheit von Avacopan). Zudem lag die kumulative GC-Dosis im Avacopan-Arm nach einem Jahr um 2,3 g niedriger. Weitere Daten aus der Publikation weisen darauf hin, dass außerdem Avacopan das Rezidivrisiko reduziert (Hazard Ratio [HR] bezüglich Rezidiv 0,46 (95% CI 0,25-0,84) für Avacopan im Vergleich zum GC-Arm) und unter Avacopan eine schnellere oder stärkere Erholung der GFR stattfindet (GFR nach 52 Wochen um ca. 3 ml/min/1,73m² höher im Avacopan- vs. GC-Arm).

Es ist anzumerken, dass in der ADVOCATE-Studie im Avacopan-Arm kein kompletter GC-Verzicht bestand. Nach dem Studienprotokoll war die Anwendung von GC in der Screening-Phase und zum Studienbeginn erlaubt (zu Tag 1 mit max. 20 mg/Tag Prednisonäquivalent, Reduktion über 4 Wochen bis zur Beendigung); zudem durften GC als Prämedikation zu CYC und RTX und im Falle einer klinischen Verschlechterung ("*worsening*") mit max. 3 g Methylprednisolon i.v. oder oral mit max. 20 mg/Tag über 14 Tage verabreicht werden. Die bisher publizierten Daten weisen auf eine GC-Einsparung durch Avacopan vor allem in den ersten 12-20 Wochen der Studie; danach lag die mittlere totale Prednison-Äquivalentdosis auf einem ähnlichen Niveau von ca. 5-7 mg/Tag in beiden Therapiearmen. Somit ist die Notwendigkeit für GC im Avacopan-Arm sowie die Dosisfindung und -reduktion im Avacopan-Arm aufgrund des Studiendesigns nicht ausreichend beurteilbar.

Ob Avacopan auch ohne GC angewendet werden kann, kann zusammenfassend aus der ADVOCATE-Studie nicht abgeleitet werden, wobei die vorangegangene Phase-II-CLEAR-Studie [22] nahelegt, dass bei einem Teil der Patienten auf GC verzichtet werden kann (22 Patienten mit Avacopan und ohne GC; 2 davon erhielten eine *Rescue*-GC-Therapie während der Studienphase).

Zudem sind die Studiendaten aktuell auf 12 Monate bzw. 52 Wochen begrenzt.

- Avacopan kann bei organbedrohender GPA/MPA als additive immunsuppressive Therapie zu CYC oder RTX zur Reduktion der kumulativen GC-Dosis und zur Reduktion des Rezidivrisikos eingesetzt werden.
- Langzeitdaten über 52 Wochen hinaus liegen aktuell noch nicht vor.

8.1.3. Remissionserhaltung bei GPA/MPA

8.1.3.1. Standardtherapie

Nach Eintritt in die Remission sollte eine Fortführung der immunsuppressiven Therapie in Form einer Remissionserhaltung erfolgen. Die remissionserhaltende Therapie besteht aus einer niedrig-dosierten GC-Therapie und einem weiteren Immunsuppressivum [1-3]. GC sollten nach der PEXIVAS-Studie [4] möglichst bis auf 5 mg Prednisonäquivalent/Tag reduziert und – wenn möglich – im Verlauf beendet werden. Es ist jedoch anzumerken, dass es keine RCTs gibt, welche die Dauer und Dosis einer GC-Therapie während der Remissionserhaltung evaluiert haben.

Als Erstlinientherapie zum Remissionserhalt wird von den neueren Leitlinien [3] (und Empfehlungen [2]) Rituximab 500 mg alle 6 Monate intravenös auf der Datengrundlage der MAINRITSAN-I-Studie [23] empfohlen, die eine Überlegenheit in Bezug auf die Verhinderung von Rezidiven gegenüber einer konventionellen Strategie mit Azathioprin (AZA) zeigte. Eine weitere RCT (RITAZAREM) bestätigte die Überlegenheit von RTX (1 g i.v. alle 4 Monate) gegenüber AZA bei einem Kollektiv von ausschließlich rezidivierten GPA/MPA-Patienten [24]. Eine Fortsetzung der GC-Therapie reduziert das Rezidivrisiko [25], ist aber mit einer höheren Rate an chronischen Organschäden assoziiert [26], so dass Dauer und Dosis individuell abgewogen werden müssen.

Zurzeit wird zum Remissionserhalt RTX eine Dosis von 500 mg i.v. in einem Intervall von 6 Monaten empfohlen [3] (und EULAR 2022).

Die offene RCT MAINRITSAN-II [27] untersuchte, ob eine "*on-demand*"-Strategie, mit der RTX nur bei ANCA-Anstieg oder einer Serokonversion des ANCA (von negativ zu positiv) oder bei Anstieg der peripheren B-Zellen verabreicht wurde, der regelmäßigen 6-monatigen Therapie im Hinblick auf die Reduktion der Rezidivrate (zu Monat 28) überlegen ist. Die Studie ergab keine Überlegenheit für die "*tailored*"-Strategie, sondern einen Trend zu einer höhreren Rezidivrate (numerisch) in der "*on-demand*"-Gruppe (14/81 entsprechend 17,3 % Rezidive in der "*tailored*"-Gruppe vs. 8/81 entsprechend 9,9 % Rezidive der "*fixed*"-Gruppe). Zudem ist die Aussagekraft dieser Studie zusätzlich dadurch eingeschränkt, dass sie möglicherweise "unterpowert" war, da die aufgetretene Rezidivrate deutlich unter der erwarteten war. Bisher wird daher unter Berücksichtigung der Studienergebnisse eine regelmäßige RTX-Therapie alle 6 Monate i.v. empfohlen.

Nach der placebokontrollierten MAINRITSAN-I-Studie wurde RTX zu Beginn der Studie zunächst mit 2 Infusionen à 500 mg im Abstand von 14 Tagen verabreicht. Eine *Post-hoc*-Analyse der MAINRITSAN-II-Studie [28] zeigte jedoch, dass das Weglassen der zweiten Infusion nicht mit einem Anstieg der Rezidivrate einherging, so dass die empfohlene Dosis 500 mg i.v. alle 6 Monate beträgt [2].

Sofern Patienten primär eine remissionsinduzierende Therapie mit MTX aufgrund einer nicht-organbedrohenden Erkrankung erhalten haben, kann MTX fortgeführt werden [1-3].

MTX und AZA stellen Alternativen zu RTX dar, sofern Kontraindikationen gegen oder Nebenwirkungen unter RTX bestehen [2, 3]. MTX und AZA waren in einer RCT (WEGENT-Studie) [29] hinsichtlich Rezidivraten und Toxizität auch im Langzeit-Follow-up [30] gleichwertig; eine direkte Vergleichsstudie zwischen RTX und MTX liegt nicht vor.

8.1.3.2. Mittel der Reserve

MMF und Leflunomid (LEF) stellen Mittel der Reserve zur Remissionserhaltung bei GPA und MPA darf [1-3].

MMF war in einer RCT (IMPROVE-Studie) [31] AZA hinsichtlich des rezidivfreien Überlebens unterlegen und sollte daher lediglich als Mittel der Reserve bei Kontraindikationen oder Nebenwirkungen von RTX, MTX und AZA angewendet werden [1-3]. Vorläufige Daten aus einer *Post-hoc*-Analyse der IMPROVE-Studie zeigten zudem,

Glucocorticoide	5 mg/Tag Predniso(lo)näquivalent oder weniger, Reduktion auf unter 5 mg/Tag bzw. Absetzen nach individueller Entscheidung
Sonstige Immunsuppression:	
Mittel der ersten Wahl	RTX 500 mg alle 6 Monate i.v. (für 24-36 Monate), danach individuelle Entscheidung
Mittel der zweiten Wahl	MTX 0,3 mg/kg/Woche s.c./oral oder AZA 2 mg/kg KG/Tag für 24-48 Monate, danach individuelle Entscheidung
Mittel der Reserve	MMF 2 g/Tag oder LEF 20-30 mg/Tag

Tab. 8.4: Remissionserhaltende Therapie bei GPA/MPA nach aktuellen Leitlinien und Empfehlungen [1, 3] (und EULAR 2022) und auf der Basis der aktuellen Datenlage (Stand 09/2022).

dass PR3-ANCA-positive Patienten eine höhere Rezidivrate unter MMF im Vergleich zu AZA aufwiesen. Bei PR3-ANCA-positiven Patienten sollte daher – sofern eine konventionelle Therapiestrategie und nicht RTX angewendet wird – eher CYC-AZA als MMF eingesetzt werden; bei MPO-ANCA-positiven Patienten kann im Falle einer Kontraindikation von AZA MMF mit einer gleichwertigen Effektivität eingesetzt werden.

Leflunomid (LEF) stellt eine weitere Reserveoption zur Remissionserhaltung dar, wurde allerdings ausschließlich bei Patienten mit GPA evaluiert: Eine offene RCT [32] verglich die Effektivität von LEF vs. MTX in Bezug auf die Reduktion der Rezidivrate und wurde aufgrund einer höheren Rezidivrate in der MTX-Gruppe vorzeitig terminiert; dabei wurde die LEF-Dosis mit 30 mg/Tag hoch gewählt wurde, während die MTX-Dosen eher niedrig waren. Eine Metaanalyse ergab keine signifikante Überlegenheit von LEF im Vergleich zu AZA oder MTX [33].

Trimethoprim-Sulfomethoxazol (T/S, Cotrimoxazol) sollte nicht mehr als remissionserhaltendes Medikament bei GPA angewendet werden, da eine neue Metaanalyse keinen Effekt von T/S auf die Reduktion der Rezidivrate bei GPA nachgewiesen hat [34].

8.1.3.3. Dauer der remissionserhaltenden Therapie

Die Dauer der remissionserhaltenden Therapie ist sowohl bei konventionellen Strategien als auch unter RTX-Remissionserhalt unklar.

Bezüglich der konventionellen Strategien zeigt die hochwertigste (offene) RCT (REMAIN) [35] eine höhere Rezidivrate für eine remissionserhaltende Therapie mit AZA über 24 Monate im Vergleich zu 48 Monaten (Rezidivrate 63 % vs. 22 % für AZA über 24 bzw. 48 Monate, $p<0,01$). Eine Metaanalyse aus einem Cochrane-Review [36], der REMAIN- und die kleinere ANCA-AZA-Studie [37] einschloss, bestätigte diese Befunde. RCTs mit anderen konventionellen Medikamenten liegen nicht vor. Bei einer konventionellen Therapiestrategie ist eine remissionserhaltende Therapie auf der Basis der vorliegenden Daten für mindestens 24 Monate [1], besser für 48 Monate fortzuführen [2]. Danach muss nach dem individuellen Risiko des Patienten über die weitere Therapie entschieden werden.

Hinsichtlich einer remissionserhaltenden Therapie mit RTX ist aus der placebokontrollierten MAINRITSAN-III-Studie [38] abzuleiten, dass nach einer 18-monativen RTX-Therapie einer Verlängerung der remissionserhaltenden Therapie um weitere 18 Monate einer Beendigung der Therapie nach 18 Monaten im Hinblick auf die Rezidivrate nach 28 Monaten überlegen ist (rezidivfreies Überlebens nach 28 Monaten 96 % in der RTX-Gruppe vs. 74 % in der Gruppe ohne Therapie, $p=0,008$). Die Bewertung der MAINRITSAN-III-Studie ist aufgrund ihrer Einschlusskriterien (= alle Patienten, die am Ende der MAINRITSAN-II-Studie in Remission waren) allerdings schwierig, weil damit die Patienten vorselektiert (= in Remission) und zwischen beiden Studien eine Therapiepause von 10 Monaten (und nicht 6 Monaten) liegt. Dennoch ist festzuhalten, dass eine RTX-Therapie über 36 Monate zur Rezidivreduktion sinnvoll ist [2].

- Die GC-Therapie sollte auf 5 mg Prednis(ol)onäquivalent reduziert werden. Ggf. kann eine weitere Reduktion oder ein Absetzen erfolgen.
- Als Mittel der Wahl zur Remissionserhaltung sollte RTX 500 mg in einem Intervall von 6 Monaten eingesetzt werden.
- MTX und AZA sind Alternativen, MMF und LEF Mittel der Reserve.
- Die Dauer der remissionserhaltenden Therapie sollte mindestens 24 Monate betragen; Daten aus RCTs zeigen Vorteile einer 36-monatigen Therapie für RTX und einer 48-monatigen Therapie für AZA gegenüber einer 18-24-monatigen Therapie. Darüber hinaus ist individuell über das weitere therapeutische Vorgehen zu entscheiden.

8.1.4. Therapie der rezidivierenden und refraktären Erkrankung

Bei schweren organbedrohenden Rezidiven wird erneut eine hochdosierte GC-Therapie in Kombination mit RTX oder CYC empfohlen, wobei dann in der Regel ein Wechsel von RTX auf CYC und umgekehrt empfohlen wird, sofern das Rezidiv nach Behandlung mit RTX (Induktion oder Erhaltung) bzw. CYC (Remissionsinduktion) erfolgt ist [1, 3]. Bei nicht-organbedrohenden Rezidiven kann eine Erhöhung der GC-Dosis sowie – im Falle einer konventionellen Therapiestrategie – eine Dosissteigerung des konventionellen Immunsuppressivums vorgenommen werden [1], ohne dass diese Empfehlung auf der Basis von RCTs fußt.

Die refraktäre Erkrankung sollte an Zentren behandelt und gründlich evaluiert werden [1, 2]. Das therapeutische Vorgehen ist individuell zu entscheiden.

Im Falle einer refraktären Erkrankung unter CYC bzw. RTX wird ebenso ein Therapiewechsel empfohlen, ohne dass hierzu eine Evidenz aus RCTs vorhanden ist [1, 3]. Eine weitere Therapieoption stellen IVIG dar, wofür in Bezug auf die refraktäre GPA/MPA die einzige placebokontrollierte RCT [39] vorliegt, die einen Benefit von IVIG gegenüber Placebo in Bezug auf eine Remissionsinduktion zeigte. Weitere Medikamente, die in Fallserien und unkontrollierten Studien evaluiert wurden, sind u.a. Alemtuzumab, ATG, Deoxyspergualin, Infliximab, Methotrexat plus Leflunomid, MMF [1].

- Im Falle eines Rezidivs mit organbedrohender Erkrankung sollte erneut eine Remissionsinduktion mit GC und RTX oder CYC erfolgen, wobei ein Wechsel der Therapiestrategie erwogen werden sollte. Dies gilt auch für die refraktäre Erkrankung.
- Die refraktäre Erkrankung sollte an einem Zentrum gründlich evaluiert werden.
- In Ermangelung von RCTs (bis auf 1 RCT mit positivem Ergebnis für IVIG) ist die Therapieentscheidung individuell zu treffen.

8.1.5. Literatur

1. Schirmer JH, Aries PM, de Groot K, Hellmich B, Holle JU, Kneitz C, et al. [S1 guidelines Diagnostics and treatment of ANCA-associated vasculitis]. Z Rheumatol. 2017;76(Suppl 3):77-104.

2. Hellmich B, Sanchez-Alamo B, Schirmer JH, Berti A, Blockmans D, Cid MC, et al. EULAR recommendations for the management of ANCA-associated vasculitis: 2022 update. Ann Rheum Dis. 2023;0:1-18.

3. Chung SA, Langford CA, Maz M, Abril A, Gorelik M, Guyatt G, et al. 2021 American College of Rheumatology/Vasculitis Foundation Guideline for the Management of Antineutrophil Cytoplasmic Antibody-Associated Vasculitis. Arthritis Rheumatol. 2021;73(8):1366-83.

4. Walsh M, Merkel PA, Peh CA, Szpirt WM, Puechal X, Fujimoto S, et al. Plasma Exchange and Glucocorticoids in Severe ANCA-Associated Vasculitis. N Engl J Med. 2020;382(7):622-31.

5. de Groot K HL, Jayne DRW, Flores Suarez LF, Gregorini G, Gross WL et al. Pulse versus daily oral cyclophosphamide for induction of remission in Antineutrophil cytoplasmic-antibody-associated vasculitis. Ann Intern Med. 2009;150:670-80.

6. Jayne DR, Gaskin G, Rasmussen N, Abramowicz D, Ferrario F, Guillevin L, et al. Randomized trial of plasma exchange or high-dosage methylprednisolone as adjunctive therapy for severe renal vasculitis. J Am Soc Nephrol. 2007;18(7):2180-8.

7. Jayne D RN, Andrassy K, Bacon P, Cohen Tervaert JW Dadonienė Jet al. A randomised trial of maintenance for vasculitis associated with antineutrophil cytoplasmic autoantibodies. N Engl J Med. 2003;349:36-44.

8. Furuta S, Nakagomi D, Kobayashi Y, Hiraguri M, Sugiyama T, Amano K, et al. Effect of reduced-dose vs high-dose glucocorticoids added to rituximab on remission

induction in anca-associated vasculitis: A Randomized Clinical Trial. JAMA. 2021;325(21):2178-87.

9. Smith RM, Jones RB, Specks U, Bond S, Nodale M, Aljayyousi R, et al. Rituximab as therapy to induce remission after relapse in ANCA-associated vasculitis. Ann Rheum Dis. 2020;79(9):1243-9.

10. Stone JH MP, Spiera R, Seo P, Langford CA, Hoffman GS, Kallenberg CG, St Clair EW, Turkiewicz A, Tchao NK, Webber L, Ding L, Sejismundo LP, Mieras K, Weitzenkamp D, Ikle D, Seyfert-Margolis V, Mueller M, Brunetta P, Allen NB, Fervenza FC, Geetha D, Keogh KA, Kissin EY, Monach PA, Peikert T, Stegeman C, Ytterberg SR, Specks U. Rituximab versus cyclophosphamide for ANCA-associated vasculitis. N Engl J Med. 2010;363(2): 221-32.

11. Harper L, Morgan MD, Walsh M, Hoglund P, Westman K, Flossmann O, et al. Pulse versus daily oral cyclophosphamide for induction of remission in ANCA-associated vasculitis: long-term follow-up. Ann Rheum Dis. 2012;71(6):955-60.

12. Jones RB, Hiemstra TF, Ballarin J, Blockmans DE, Brogan P, Bruchfeld A, et al. Mycophenolate mofetil versus cyclophosphamide for remission induction in ANCA-associated vasculitis: a randomised, non-inferiority trial. Ann Rheum Dis. 2019;78(3):399-405.

13. Kuzuya K, Morita T, Kumanogoh A. Efficacy of mycophenolate mofetil as a remission induction therapy in antineutrophil cytoplasmic antibody: associated vasculitis -a meta-analysis. RMD Open. 2020;6(1).

14. Han F, Liu G, Zhang X, Li X, He Q, He X, et al. Effects of mycophenolate mofetil combined with corticosteroids for induction therapy of microscopic polyangiitis. Am J Nephrol. 2011;33(2):185-92.

15. Hu W, Liu C, Xie H, Chen H, Liu Z, Li L. Mycophenolate mofetil versus cyclophosphamide for inducing remission of ANCA vasculitis with moderate renal involvement. Nephrol Dial Transplant. 2008;23(4):1307-12.

16. Tuin J, Stassen PM, Bogdan DI, Broekroelofs J, van Paassen P, Cohen Tervaert JW, et al. Mycophenolate mofetil versus cyclophosphamide for the induction of remission in nonlife-threatening relapses of antineutrophil cytoplasmic antibody-associated vasculitis: Randomized, controlled trial. Clin J Am Soc Nephrol. 2019; 14(7):1021-8.

17. Walsh M, Collister D, Zeng L, Merkel PA, Pusey CD, Guyatt G, et al. The effects of plasma exchange in patients with ANCA-associated vasculitis: an updated systematic review and meta-analysis. BMJ. 2022;376:e064604.

18. Walsh M, Casian A, Flossmann O, Westman K, Hoglund P, Pusey C, et al. Long-term follow-up of patients with severe ANCA-associated vasculitis comparing plasma exchange to intravenous methylprednisolone treatment is unclear. Kidney Int. 2013;84(2):397-402.

19. De Groot K, Rasmussen N, Bacon PA, Tervaert JW, Feighery C, Gregorini G, et al. Randomized trial of cyclophosphamide versus methotrexate for induction of remission in early systemic antineutrophil cytoplasmic antibody-associated vasculitis. Arthritis Rheum. 2005; 52(8):2461-9.

20. Faurschou M, Westman K, Rasmussen N, de Groot K, Flossmann O, Hoglund P, et al. Brief Report: long-term outcome of a randomized clinical trial comparing methotrexate to cyclophosphamide for remission induction in early systemic antineutrophil cytoplasmic antibody-associated vasculitis. Arthritis Rheum. 2012;64 (10):3472-7.

21. Jayne DRW, Merkel PA, Schall TJ, Bekker P, Group AS. Avacopan for the treatment of anca-associated vasculitis. N Engl J Med. 2021;384(7):599-609.

22. Jayne DRW, Bruchfeld AN, Harper L, Schaier M, Venning MC, Hamilton P, et al. Randomized trial of C5a receptor inhibitor avacopan in ANCA-associated vasculitis. J Am Soc Nephrol. 2017;28(9):2756-67.

23. Guillevin L, Pagnoux C, Karras A, Khouatra C, Aumaitre O, Cohen P, et al. Rituximab versus azathioprine for maintenance in ANCA-associated vasculitis. N Engl J Med. 2014;371(19):1771-80.

24. Smith RM, Jones RB, Specks U, Bond S, Nodale M, Al-Jayyousi R, et al. Rituximab versus azathioprine for maintenance of remission for patients with ANCA-associated vasculitis and relapsing disease: an international randomised controlled trial. Ann Rheum Dis. 2023.

25. Hogan SL, Falk RJ, Chin H, Cai J, Jennette CE, Jennette JC, et al. Predictors of relapse and treatment resistance in antineutrophil cytoplasmic antibody-associated small-vessel vasculitis. Ann Intern Med. 2005;143(9): 621-31.

26. Robson J, Doll H, Suppiah R, Flossmann O, Harper L, Hoglund P, et al. Glucocorticoid treatment and damage in the anti-neutrophil cytoplasm antibody-associated vasculitides: long-term data from the European Vasculitis Study Group trials. Rheumatology (Oxford). 2015; 54(3):471-81.

27. Charles P, Terrier B, Perrodeau E, Cohen P, Faguer S, Huart A, et al. Comparison of individually tailored versus fixed-schedule rituximab regimen to maintain ANCA-associated vasculitis remission: results of a multicentre, randomised controlled, phase III trial (MAINRITSAN2). Ann Rheum Dis. 2018;77(8):1143-9.

28. Charles P, Dechartres A, Terrier B, Cohen P, Faguer S, Huart A, et al. Reducing the initial number of rituximab maintenance-therapy infusions for ANCA-associated vasculitides: randomized-trial post-hoc analysis. Rheumatology (Oxford). 2020;59(10):2970-5.

29. Pagnoux C MA, Hamidou MA, Boffa JJ, Ruivard M, Ducroix JP et al. . Azathioprine or Methotrexate main-

tenance for ANCA-associated vasculitis. N Engl J Med. 2008;359:2790-803.

30. Puechal X, Pagnoux C, Perrodeau E, Hamidou M, Boffa JJ, Kyndt X, et al. Long-term outcomes among participants in the WEGENT trial of remission-maintenance therapy for granulomatosis with polyangiitis (Wegener's) or microscopic polyangiitis. Arthritis Rheumatol. 2016;68(3):690-701.

31. Hiemstra TF, Walsh M, Mahr A, Savage CO, de Groot K, Harper L, et al. Mycophenolate mofetil vs azathioprine for remission maintenance in antineutrophil cytoplasmic antibody-associated vasculitis: a randomized controlled trial. JAMA. 2010;304(21):2381-8.

32. Metzler C, Miehle N, Manger K, Iking-Konert C, de Groot K, Hellmich B, et al. Elevated relapse rate under oral methotrexate versus leflunomide for maintenance of remission in Wegener's granulomatosis. Rheumatology (Oxford). 2007;46(7):1087-91.

33. Hazlewood GS, Metzler C, Tomlinson GA, Gross WL, Feldman BM, Guillevin L, et al. Non-biologic remission maintenance therapy in adult patients with ANCA-associated vasculitis: a systematic review and network meta-analysis. Joint Bone Spine. 2014;81(4):337-41.

34. Monti S, Delvino P, Riboli M, Rebuffi C, Xoxi B, De Silvestri A, et al. The role of trimethoprim/sulfametoxazole in reducing relapses and risk of infections in ANCA-associated vasculitis: a meta-analysis. Rheumatology (Oxford). 2021;60(8):3553-64.

35. Karras A, Pagnoux C, Haubitz M, Groot K, Puechal X, Tervaert JWC, et al. Randomised controlled trial of prolonged treatment in the remission phase of ANCA-associated vasculitis. Ann Rheum Dis. 2017;76(10): 1662-8.

36. Walters GD, Willis NS, Cooper TE, Craig JC. Interventions for renal vasculitis in adults. Cochrane Database Syst Rev. 2020;1:CD003232.

37. Sanders JS, de Joode AA, DeSevaux RG, Broekroelofs J, Voskuyl AE, van Paassen P, et al. Extended versus standard azathioprine maintenance therapy in newly diagnosed proteinase-3 anti-neutrophil cytoplasmic antibody-associated vasculitis patients who remain cytoplasmic anti-neutrophil cytoplasmic antibody-positive after induction of remission: a randomized clinical trial. Nephrol Dial Transplant. 2016;31(9):1453-9.

38. Charles P, Perrodeau E, Samson M, Bonnotte B, Neel A, Agard C, et al. Long-term rituximab use to maintain remission of antineutrophil cytoplasmic antibody-associated vasculitis: A Randomized Trial. Ann Intern Med. 2020;173(3):179-87.

39. Jayne DRC, H.; Adu, D.; Misbah, S.; O`Donogue, D.; Scott, D.; Lockwood, C.M. Intravenous immunoglobulin for ANCA-associated systemic vasculitis with persistent disease activity. QJM. 2000;93(7):433-9.

8.2. Therapie der Eosinophilen Granulomatose mit Polyangiitis (EGPA)

Die Grundprinzipien der Therapie der EGPA unterscheiden sich nicht von denen der anderen AAV, d.h. auch hier wird die Phase der Remissionsinduktion von der des Remissionserhaltes unterschieden. Allerdings ist in der Praxis die scharfe Trennung dieser beiden Phasen oft schwieriger, da der Verlauf häufiger von Rezidiven, oft mit GC-sensiblen Manifestationen im HNO-Trakt oder bezüglich der Asthmakomponente, gekennzeichnet ist. Therapieentscheidungen sollten an den maßgeblichen Leitlinien, bzw. Empfehlungen orientiert werden. Maßgeblich sind hier die *EULAR Recommendations* [1] und die deutsche S1-Leitlinie [2], die zum Zeitpuntk der Drucklegung noch in Überarbeitung ist. Die hier dargestellte Vorgehensweise kann daher von den genannten älteren Empfehlungen abweichen.

8.2.1. Remissionsinduktion bei gravierender Organbeteiligung

In mehreren großen Kohortenstudien konnten Faktoren identifiziert werden, die mit einer ungünstigen Prognose assoziiert sind. Am besten etabliert ist der *Five Factor Score* der französischen Vaskulitisstudiengruppe, der 2011 aktualisiert wurde [3]. Demnach geht bei AAV eine Beteiligung des Herzens, der Nieren und des Gastrointestinaltraktes mit einer erhöhten Mortalität einher. Für die EGPA konnte dies insbesondere für die Herzbeteiligung mehrfach gezeigt werden. Manifestationen des Nervensystems gehen zwar nicht mit einer nachgewiesenen Verkürzung des Lebens einher, führen aber zu einer so starken Einschränkung der Lebensqualität, so dass auch diese von den meisten Vaskulitisexperten als eine gravierende Organbeteiligung angesehen werden. Kontrollierte Studien, die eine Verbesserung der Lebenserwartung durch eine aggressive Therapie in dieser Patientengruppe nachweisen würden, liegen nicht vor. Allerdings wiesen Kohortenanalysen, in denen o.g. Patienten mit Cyclophosphamid (CYC) behandelt wurden, eine weitgehende Normalisierung der Lebenserwartung bei EGPA nach [4]. Nach Expertenkonsens in den Leitlinien wird daher für diese Patienten eine CYC-Bolustherapie analog zum Vorgehen bei den anderen AAV empfohlen. Üblicherweise reichen sechs Boli (Dosierung ☞ Tab. 8.5) aus. Eine Ausdehnung auf 12 Boli führt zu keinem besseren Ergebnis [5]. Die CYC-Therapie wird ergänzend zu einer hochdosierten Glukokortikoid (GC)-Therapie mit einer Initialdosis von zumeist 1 mg/kg KG pro Tag durchgeführt. Die GC sollten, angepasst an den klinischen Verlauf, schrittweise reduziert werden. Die orientierende Zieldosis beträgt 7,5 mg/d Prednisolon nach drei Monaten. Ob eine initiale noch höher dosierte GC-Therapie (z.B. 500 mg Methylprednisolon i.v. pro Tag für drei Tage) zu einem besseren Outcome führt, ist nicht geklärt.

Sofern eine Remissionsinduktion mit CYC nicht vertragen wird, kontraindiziert ist (z.B. bei zu schlechter Nierenfunktion), oder aus Gründen des Fertilitätserhaltes nicht eingesetzt werden soll, kann Rituximab (RTX) als Alternative eingesetzt werden (Dosierung ☞ Tab. 8.5), wobei Daten aus kontrollierten Studien noch nicht voll publiziert vorliegen [6].

Substanz	Dosierung
Cyclophos-phamid-Bolus	• 15 mg/kg KG, max. 1200 mg pro Bolus. IdR. 6 Boli, z.B initial 14-tägig bis zum 3. Bolus, dann alle 3 Wochen • Dosisreduktion bei eingeschränkter Nierenfunktion, Alter, zu niedrigem Leukozyten-Nadir
Rituximab	• Induktion: 4 × 375 mg/m² KOF (Tag 0, 7, 14, 21) • Erhaltung: 500 mg 6-monatlich, bei Erstgabe 2 × im Abstand von 14 Tagen
Mepolizumab	• 300 mg s.c. 4-wöchentlich
Methotrexat	• 7,5 mg bis 30 mg s.c./Woche, • KI bei ausgeprägter Niereninsuffizienz
i.v. Immun-globulin	• Unterschiedliche Protokolle, z.B. 0,4 g/kg KG pro Tag über 5 Tage

Tab. 8.5: Dosierung bei der medikamentösen Therapie der EGPA.

8.2.2. Remissionsinduktion bei fehlender gravierenden Organbeteiligung

Sofern die o.g. Manifestationen nicht vorliegen, kann die Remissionsinduktion zunächst nur mit GC erfolgen. Daten zur Begründung der initialen GC-Dosis liegen nicht vor. Auch für diese Situation hat sich aber der Einsatz von 1 mg/kg KG/d (max. 80 mg/d) als Stardosis bewährt. Soweit klinisch möglich sollte auch in dieser Patientengruppe eine Reduktion mit einem Ziel von 7,5 mg/d Prednisolon, entsprechend der mit einer Remission nach der EULAR-Definition vereinbaren GC-Dosis, nach drei Monaten angestrebt werden. Mit GC-Monotherapie sind Remissionsraten von über 90 % zu erreichen, wobei die Rezidivraten mit deutlich über 30 % in den ersten 24 Monaten hoch sind [7].

Bei Patienten mit erhöhtem Risiko für GC-Komplikationen kann eine primäre Kombination mit einem mittelpotenten Immunsuppressivum, dann zumeist MTX, oder auch mit dem IL-5-Antikörper Mepolizumab zur GC-Einsparung erwogen werden. Für beide Vorgehensweisen liegen keine Daten aus Studien und auch keine formalen Zulassungen vor. Lediglich für den Einsatz von Azathioprin kann aus einer kontrollierten Studie ein weitgehend fehlender Vorteil konstatiert werden, so dass Azathioprin nicht als Mittel der Wahl zu betrachten ist [8].

8.2.3. Remissionsinduktion bei Rezidiv

Bei Rezidiven mit gravierender oder lebensbedrohlicher Organbeteiligung sollte die Remissionsinduktion wie bei der Primärtherapie, also mit CYC und GC erfolgen. Sofern ein Rezidiv sehr früh nach Erreichen einer Remission mit CYC, also z.B. innerhalb der ersten 24 Monate eintritt, kann ein Wechsle der Induktion auf RTX erwogen werden. Dies Vorgehen lässt sich erneut nur in Analogie oder aus Kohortendaten begründen.

Bei Rezidiven ohne gravierende oder lebensbedrohliche Organbeteiligung ist eine Remissionsinduktion mit GC und Mepolizumab, dem einzigen bisher für die EGPA zugelassenen Biologikum, sinnvoll. Für Mepolizumab liegen Daten aus einer kontrollierten randomisierten Studie (MIRRA), vor. Diese wies eine remissionsinduzierende, remissionserhaltende und GC-einsparende Wirkung nach [9].

8.2.4. Remissionserhaltende Therapie

Nach einer intensiven Remissionsinduktion mit CYC (oder RTX) hat sich eine Erhaltungstherapie bewährt. Als Optionen stehen u.a. MTX, RTX und Mepolizumab zur Verfügung. Der Nutzen einer Erhaltungstherapie mit MTX ist wiederum nur in Analogie zu den anderen AAV und aus Kohortendaten ableitbar. Auch zu RTX liegen keine prospektiven Daten für die EGPA vor. Nach einer retrospektiven Analyse ist aber von einer guten remissionserhaltenden Wirkung von RTX auszugehen [10]. Der Nutzen von Mepolizumab lässt sich erneut aus der MIRRA-Studie ableiten, wobei anzumerken ist, dass die formale Zulassung nur für die refraktäre und rezidivierende EGPA besteht.

8.2.5. Therapie der refraktären EGPA

Bei einer auf CYC oder RTX refraktären EGPA sollte das jeweils andere Wirkprinzip eingesetzt werden, also RTX bei CYC-Refraktärität und umgekehrt. Da in der MIRRA-Studie Patienten mit aktiver organ- oder lebensbedrohlicher Erkrankung nicht eingeschlossen wurden, kann zur Wirksamkeit von Mepolizumab für diese Patienten keine Aussage getroffen werden. Sofern allerdings sowohl auf CYC als auch auf RTX eine refraktäre Situation besteht, könnte Mepolizumab erwogen werden. Mepolizumab sollte auch bei solchen Patienten erwogen werden, deren EGPA sich zwar auf eine Therapie mit CYC oder RTX refraktär zeigte, bei denen aber die gravierende Organmanifestation kontrolliert ist. Ein nicht ungewöhnliches Beispiel wäre ein Patient mit Glomerulonephritis, die gut auf CYC-Therapie anspricht, bei dem aber aufgrund einer anhaltenden HNO-Aktivität dennoch eine refraktäre Situation vorliegen.

Bei EGPA ohne gravierende Organbeteiligung, die sich refraktär dann in der Regel auf eine GC-Monotherapie zeigt, sollte Mepolizumab eingesetzt werden. Grundlage ist erneut die MIRRA-Studie, die zur Zulassung für diese Patientengruppe führte [9].

Als weitere Option, die auch nach CYC/RTX-Versagen eingesetzt werden kann, stehen hochdosierte intravenöse Immunglobuline (IVIG) zur Verfügung. IVIG haben sich auch in den gelegentlich herausfordernden Situationen bewährt, in denen nicht zweifelsfrei zwischen einer Aktivität der EGPA und einer Infektion unterschieden werden kann. Insbesondere für Patienten mit peripherer refraktärer Neuropathie liegen begrenzt retrospektive Daten vor, die auf einen positiven Effekt hindeuten [11].

8.2.6. Literatur

1. Hellmich B, Sanchez-Alamo B, Schirmer JH, Berti A, Blockmans D, Cid MC, et al. EULAR recommendations for the management of ANCA-associated vasculitis: 2022 update. Ann Rheum Dis. 2023.

2. Schirmer JH, Aries PM, de Groot K, Hellmich B, Holle JU, Kneitz C, et al. [S1 guidelines Diagnostics and treatment of ANCA-associated vasculitis]. Z Rheumatol. 2017;76(Suppl 3):77-104.

3. Guillevin L, Pagnoux C, Seror R, Mahr A, Mouthon L, Toumelin PL, et al. The Five-Factor Score revisited: assessment of prognoses of systemic necrotizing vasculitides based on the French Vasculitis Study Group (FVSG) cohort. Medicine (Baltimore). 2011;90(1):19-27.

4. Moosig F, Bremer JP, Hellmich B, Holle JU, Holl-Ulrich K, Laudien M, et al. A vasculitis centre based management strategy leads to improved outcome in eosinophilic granulomatosis and polyangiitis (Churg-Strauss, EGPA): monocentric experiences in 150 patients. Ann Rheum Dis. 2013;72(6):1011-7.

5. Cohen P, Pagnoux C, Mahr A, Arene JP, Mouthon L, Le Guern V, et al. Churg-Strauss syndrome with poor-prognosis factors: A prospective multicenter trial comparing glucocorticoids and six or twelve cyclophosphamide pulses in forty-eight patients. Arthritis Rheum. 2007;57(4):686-93.

6. Mohammad AJ, Hot A, Arndt F, Moosig F, Guerry MJ, Amudala N, et al. Rituximab for the treatment of eosinophilic granulomatosis with polyangiitis (Churg-Strauss). Ann Rheum Dis. 2016;75(2):396-401.

7. Ribi C, Cohen P, Pagnoux C, Mahr A, Arene JP, Lauque D, et al. Treatment of Churg-Strauss syndrome without poor-prognosis factors: a multicenter, prospective, randomized, open-label study of seventy-two patients. Arthritis Rheum. 2008;58(2):586-94.

8. Puechal X, Pagnoux C, Baron G, Quemeneur T, Neel A, Agard C, et al. Adding azathioprine to remission-induction glucocorticoids for eosinophilic granulomatosis with polyangiitis (Churg-Strauss), microscopic polyangiitis, or polyarteritis nodosa without poor prognosis factors: A randomized, controlled trial. Arthritis Rheumatol. 2017;69(11):2175-86.

9. Wechsler ME, Akuthota P, Jayne D, Khoury P, Klion A, Langford CA, et al. Mepolizumab or placebo for eosinophilic granulomatosis with polyangiitis. The New England Journal of Medicine. 2017;376(20):1921-32.

10. Emmi G, Rossi GM, Urban ML, Silvestri E, Prisco D, Goldoni M, et al. Scheduled rituximab maintenance reduces relapse rate in eosinophilic granulomatosis with polyangiitis. Ann Rheum Dis. 2018;77(6):952-4.

11. Tsurikisawa N, Saito H, Oshikata C, Tsuburai T, Akiyama K. High-dose intravenous immunoglobulin therapy for eosinophilic granulomatosis with polyangiitis. Clin Transl Allergy. 2014;4:38.

Supportive Therapie

9. Supportive Therapie

Im Englischen steht der Begriff "*best supportive care*" für die bestmöglichen unterstützenden (supportiven) Behandlungsmaßnahmen bei Patienten mit komplexen Erkrankungen. Dies beinhaltet in der Regel eine umfassende interdisziplinäre Begleitung. Eine gute, einheitliche Definition des Begriffes gibt es nicht.

Ziele der supportiven Therapie sind unter anderem:

- die Optimierung der Durchführung und Überwachung potentiell komplikationsträchtiger Therapien
- die Verringerung von möglichen therapiebedingten Nebenwirkungen und/oder krankheitsbedingten (Langzeit)Einflüssen
- die Verbesserung von Krankheitssymptomen und die Verbesserung der Langzeitprognose sowie
- der Erhalt oder idealerweise die Steigerung der Lebensqualität der Patienten

Während sich der Begriff "*best supportive care*" in der Onkologie bereits sehr gut etabliert hat, ist er in anderen Fachbereichen wie auch in der Rheumatologie noch kein feststehender Begriff, obwohl gerade in der Rheumatologie z.B. schon frühzeitig die Bedeutung begleitender balneo-physikalischer Therapien bei den Erkrankungen des Bewegungsapparates wie den Arthritiden evident wurde. Auch bei der Therapie der Vaskulitiden zeigte sich bereits in den 50er Jahren, dass zu einer erfolgreichen Behandlung mehr als die Verabreichung eines – damals noch mehr oder minder wirksamen – Medikamentes gehört. Wissenschaftliche Daten zur der Effektivität der supportiven Therapien liegen entweder gar nicht vor oder sind zumeist uneinheitlich. Dennoch sind supportive Maßnahmen auch fester Bestandteil der aktuellen EULAR-Empfehlung zur Behandlung der Vaskulitiden [1, 2]. Erstmals formulierte die EULAR 2022 sogar eine eigene Empfehlung zum Lebensstil um das Fortschreiten rheumatischer und muskuloskelettaler Erkrankungen zu verhindern [3].

9.1. Vermeidung von Therapiekomplikationen

9.1.1. Cyclophosphamid

Die beste Option zur Vermeidung von Cyclophosphamid (CYC)-bedingten Therapiekomplikation ist das Vermeiden von CYC durch die Gabe von alternativen Substanzen wie MTX oder RTX. Sollte CYC dennoch nötig sein, ist eine Reduktion der kumulativen Dosis durch eine Minimierung der einzelnen Dosis bzw. der Dauer der Therapie durch die Anwendung etablierter Therapieregime an zu streben. Die absolute Schwellendosis ab der das Risiko für Früh- und Spätkomplikationen deutlich steigt ist weiter umstritten. Auch relativ niedrige kumulative Dosen von 8-10 g (entspricht nach den meisten Protokollen ca. 1 bis maximal 2 vollen Zyklen CYC à 6 Gaben) scheinen schon ein erhöhtes Tumorrisiko zu haben [4]. Wegen der potentiell urotoxischen Nebenwirkung von Cyclophosphamid und seinen Metaboliten ist auf eine ausreichende Flüssigkeitszufuhr (Trinken und/oder intravenöse Hydratation) am Tag des Cyclophosphamid-Bolus zu achten (*Cave* bei eingeschränkter renaler und/oder kardialer Funktion). Eine orale oder intravenöse Gabe von 2-Mercaptoethansulfonat (Mesna) ist bei Cyclophosphamid unbedingt zu empfehlen. Üblich sind hier bei der i.v. CYC-Therapie die Gabe von 75 % Mesna der applizierten CYC-Dosis, verteilt auf 3 Einzelgaben zu Stunde 0, 4 und 8. Auch bei der oralen Gabe hat sich die dosisäquivalente Gabe von Mesna, verteilt auf 2 Einzelgaben, etabliert. Neben der Bindung des toxischen Metaboliten Acrolein verlangsamt es auch den Abbau von 4-Hydroxymataboliten. Auf eine Gabe von CYC-Infusionen am späten Nachmittag oder gar am Abend sollte wenn planbar verzichtet werden, da sich sonst der Urin über Nacht in der Blase befindet. Die regelmäßige Urinuntersuchung zur frühzeitigen Nachweis einer Hämaturie (nicht-glomerulärer Genese) mittels U-Status (ggf. Sediment bei Nachweis von Erythrozyten)ist für die gesamte Zeit der Therapie als auch der Nachbetreuung empfohlen. Der Patient soll auf eine Rotfärbung des Urins achten und sich dann proaktiv beim Arzt melden.

Eine konsequente antiemetische Therapie ab der ersten CYC-Gabe sollte zudem routinemäßig zur intravenösen Therapie mit CYC ergänzt werden. Hier wird neben Metoclopramid (MCP) auch die Gabe von 5-HT_3-Serotin-Antagonisten (z.B. Ondansetron) am Tag und Folgetag der CYC-Therapie empfohlen, bei ausgeprägter Übelkeit ggf. auch kombiniert mit 4 mg Dexamethason vor der Infusion.

9.1.2. Methotrexat

Methotrexat (MTX) hat in der in der Rheumatologie verwendeten Wochendosis von 7,5-25 mg (selten mehr) eine sehr große therapeutische Breite. Die meisten Nebenwirkungen sind mild-moderat und nach Reduktion der Dosis oder dem Absetzen der Substanz meist voll reversibel. MTX kann oral oder parenteral – heute bevorzugt s.c., so gut wie nie noch i.m. oder i.v. – appliziert werden, wobei die Wirksamkeit der s.c. Gabe gegenüber der p.o. Gabe zumindest bei Dosen zwischen 15-25 mg besser ist. Die abendliche Gabe ist der am Morgen vor zu ziehen. Bei eingeschränkter Nierenfunktion muss MTX in der Dosis reduziert werden, ab einer eGFR von 40ml/min ist MTX i.d.R. kontraindiziert. Zur Reduktion von Nebenwirkungen (NW) wird die Gabe von mindestens 5 mg Folsäure am Folgetag der MTX-Einnahme empfohlen. Bei milden NW kann die Folsäure-Dosis auch maximal auf die Äquivalenzdosis des MTX (bei z.B. 15 mg MTX, also maximal 15 mg Folsäure) 24 Stunden nach dem MTX als Einmaldosis oder auf z.B. 3 × 5 mg an den drei aufeinanderfolgenden Tagen nach der MTX-Applikation erhöht werden. Bestehen weiter NW wie Fatigue oder Übelkeit muss ggf. unter Beachtung der Krankheitsaktivität die Wochendosis reduziert werden. Eine Teilung der Gesamtdosis auf 2 Einzeldosen in der Woche (z.B. 2 × 7,5 mg Montags und Donnertags statt 15 mg 1 ×/ Woche) kann ebenso in Einzelfällen die Verträglichkeit verbessern. Zur besseren hepatischen Verträglichkeit sollten andere hepatotoxische Substanzen falls möglich gemieden werden, Alkohol ist nicht streng kontraindiziert, sollte aber zurückhaltend konsumiert werden. NSAR (wie z.B. Ibuprofen, Diclofenac) können die die MTX-Spiegel erhöhen und sollten zumindest am Tag der Gabe gemieden werden.

9.1.3. Azathioprin

Azathioprin (AZA) zählt weiter zu den Standardmedikamenten vor allem zur Remissionserhaltung bei Vaskulitiden. Die Verträglichkeit ist meist gut. Einen Unterschied bei der Verträglichkeit zwischen der Einmaldosis bzw. der gleichmäßigen Dosisverteilung über den Tag ist nicht bekannt. Eine generelle Empfehlung zur Bestimmung der Thiopurin-S-Methyltransferase (TPMT) gibt es nicht, wobei die Untersuchung von drei Polymorphismen im *TPMT*-Gen ca. 90-95 % aller in Mitteleuropa vorkommenden *TPMT*-Mangelvarianten nachweisen kann und eine Aussage dazu geben kann, ob durch die Kumulation der Metaboliten von Azathioprin ein höheres Risiko von Nebenwirkungen besteht. Die gleichzeitige Gabe von Allopurinol und/oder Febuxostat sollte wegen Wechselwirkungen unbedingt vermieden werden. AZA kann (im Gegensatz zu MTX) auch bei Kinderwunsch angewendet werden.

9.1.4. Glukokortikoide

> Unter Steroiden können Nebenwirkungen sowohl bei der kurzfristigen Therapie als auch in der Langzeitanwendung auftreten. Deshalb sollten Steroide immer so niedrig wie möglich und so kurz wie möglich angewendet werden.

Auch vor dem Hintergrund, dass eine remissionserhaltende Therapie in Kombination mit einer *Low-Dose*-Steroidtherapie mittelfristig empfohlen wird und oft nötig ist, wird ist eine Reduktion unter 7,5 mg Glukokortikoide (GC)/Tag nach (6)-12 Wochen angestrebt. In diesem Dosisbereich ist das Risiko von Kortison bedingten Nebenwirkungen deutlich reduziert. Dauerhaft sollte GC dann noch niedriger dosiert werden (<5 mg/Tag), idealerweise bei Erreichen einer Remission dann auch ganz abgesetzt werden. Gemäß Leitlinien sollte eine dauerhafte Osteoporosepophylaxe mit Vitamin D_3 erfolgen (☞ Tab. 9.1). Patienten sollten auf steroidbedingte Nebenwirkungen aufmerksam gemacht werden, dazu gehören auch psychische NW wie Insomnie und Unruhe.

Außerdem sollten folgende Untersuchungen regelmäßig durchgeführt werden:

- **Blutzucker** (besonders bei Risikopatienten): anfangs mindestens wöchentlich, HbA_{1c} 1 ×/Quartal

- **Blutdruck:** anfangs mindestens wöchentlich, bei hohen Dosen (mehrfach) täglich
- **Augenarzt:** mindestens jährlich
- **Densitometrie:** bei länger geplanter GC-Therapie vor Therapie bzw. zeitnah nach Beginn und dann alle 2 Jahre bei entsprechenden Befunden soll eine Osteoporosetherapie durchgeführt werden [5, 6]

Steroide erhöhen besonders in der Dauertherapie die Infektionsgefahr. Eine *Pneumocystis jirovecii* (früher *carinii*; früher den Protozoen, heute den Pilzen zugeordneter Erreger)-Prophylaxe (PjP-Prophylaxe) sollte insbesondere bei gleichzeitiger Anwendung potenter Immunsupressiva (vor allem CYC und RTX) mindestens für die Dauer der Remissionsinduktion angewendet werden (☞ Kap. 9.2.2.).

Eine Ulkusprophylaxe mit Protonenpumpeninhibitoren empfehlen die Autoren ebenfalls für die Dauer der Dosis >15 mg/ Tag, insbesondere, wenn gleichzeitig NSAR, ASS oder Antikoagulantien angewendet werden.

9.1.5. Biologika

Die Therapie mit Biologika wird allgemein gut vertragen. Bei längerer Anwendung von Rituximab (RTX) kann es zu einem sekundärem Immunglobulinmangel kommen. Es sollte deshalb alle 3-6 Monate der Spiegel der Immunglobuline gemessen werden (☞ Kap. 9.2.3.).

Alle Biologika können zu lokalen und sehr selten systemischen Hypersensitivitäts-Reaktionen führen. Vor der Therapie mit RTX wird zur Vermeidung dieser Reaktion die Gabe von Antihistaminika empfohlen, was die Fahrtüchtigkeit beeinträchtigen kann. Der Patient sollte entsprechen informiert werden, dass Autofahrten am Tag der Infusion zu vermeiden sind.

Unter Tocilizumab (RoActemra®) ist durch die Blockade von IL-6 die Beurteilung des supprimierten CRPs, z.B. im Rahmen von Infekten, nicht sicher beurteilbar. Der Patient und der mitbetreuende Arzt müssen darüber informiert werden. Entsprechende Schulungsunterlagen und Patientenpässe sollten ausgegeben werden.

9.2. Prävention

9.2.1. Impfungen

Es sollten bei allen Patienten mit entzündlich-rheumatischen Erkrankungen die Impfempfehlungen der STIKO konsequent umgesetzt werden. Impfungen lösen keine Schübe aus, können aber schwere und lebensbedrohliche Krankheitsverläufe verhindern.

Unter Immunsupression sollte insbesondere Wert auf folgende Impfungen gelegt werden (siehe auch Empfehlungen der STIKO):

- Jährliche Influenza-Impfung
- Sequentielle Pneumokokken-Impfung mit Prevenar13 und Pneumovax23
- Der Todimpfstoff gegen *Varizella Zoster* (Shingrix®) wird von der STIKO bei Immunsuppression ab dem 50. Lebensjahr (LA) empfohlen, ist bei intensiver Immunsupression wie RTX oder CYC sowie Jak-Inhibitoren aber auch schon bei jüngeren Patienten sinnvoll (Zulassung des Impfstoffes ab dem 18. Lebensjahr, ggf. Kostenerstattung beantragen)
- *SARS-Cov-2*-Grundimmunsierung und regelmäßige Boosterimpfung nach aktuellen Empfehlungen

Die Impfantwort kann jedoch unter Immunsupression – insbesondere unter hochdosierten Steroiden, MTX, AZA >2 mg/kg/KG, MMF, CYC und RTX – vermindert sein. In diesen Fällen kann es sinnvoll sein z.B. bei Impfungen gegen Hepatitis B oder auch *SARS-CoV-2* das Impfansprechen serologisch mit Antikörpermessungen zu bestimmen und ggf. Schemata mit früheren Auffrischimpfungen durch zu führen.

Zeitpunkt der Impfung

Impfungen dürfen den Beginn einer wirksamen Therapie nie verzögern. In der hochfloriden Erkrankungsphase (insbesondere da meist hochdosierte Steroide nötig sind) ist eine Impfung meist nicht sinnvoll. Spätestens bei Erlangen einer stabilen Remission und bei Steroiden <10 mg sollten dann alle nötigen Impfungen durchgeführt werden.

Bei einer RTX-Therapie sollte idealerweise 4 Wochen vor der Gabe (in der Realität z.T wegen aktiver Erkrankung i.d.R. nicht umsetzbar) geimpft werden. Der mutmaßlich beste Zeitpunkt ist dann ab dem 4. Monat nach der letzten Therapie bzw. etwa 4 Wochen vor der geplanten Re-Therapie.

Bei stabiler Remission kann es gegebenenfalls sinnvoll sein, dass zum Erreichen einer besseren Impfantwort Immunsuppressiva wie MTX oder AZA um den Impfzeitpunkt kurzfristig pausiert werden (i.d.R. insgesamt nicht länger als 1 Woche zur Vermeidung eines Schubes).

Lebendimpfstoffe (wie Gelbfieber oder Mumps-Masern-Röteln) sind in aller Regel unter Immunsupression kontraindiziert. Für diese Situation müssen besondere Absetz- und Pausenempfehlungen bedacht werden [8].

9.2.2. Sonstige Infektprophylaxe

Nach der EULAR-Empfehlung wird eine *Pneumocystitis jiroveci* (PjP)-Prophylaxe bei allen Patienten empfohlen, die eine CYC-Therapie erhalten. Wahrscheinlich stellt aber die Steroidtherapie ein mindestens so großes Risiko für die PjP-Infektion dar, so dass es sich bewährt hat, dass alle Patienten bis zu einer Steroidtherapie von 15 mg Predniso-

Supportiv-therapeutikum	Patientengut	Therapiesituation	Dosis
Mesna	alle Patienten mit CYC	bei Bolustherapie	75 % der CYC-Dosis, verteilt auf 3 Dosen zum Zeitpunkt 0, 4 und 8 h nach Infusionsbeginn
		bei Dauertherapie	äquivalente CYC-Dosis verteilt auf 2 Dosen am Tag (morgens/abends)
Folsäure	alle Patienten mit MTX	am Tag nach MTX-Applikation	minimal 5 mg, maximal Dosis-äquivalent zum MTX
Vitamin D	alle Patienten mit GC		1.000 IE/d oder 20.000 IE alle 2 Wochen
ASS	alle Patienten mit RZA und weiteren CV Risiken		75-150 mg pro Tag
Cotrim	alle Patienten mit GC >15 mg unter CYC oder RTX; auch bei anderen Patienten mit Co-Morbiditäten zu diskutieren		960 mg 3 ×/Woche (z.B. Montag, Mittwoch und Freitag), Anpassung an Nierenfunktion, dann 480 mg 3 ×/Woche
IVIG	Sekundärer IgG-Mangel unter IS		10 g alle 4 Wochen ab einem Spiegel von <4 g/l ohne Infekte und <5 g/l beim Vorliegen von Infektionen bis zur Normalisierung des Spiegels
Aciclovir	Rezidivierende HSV-Infektion		2-3 × 400mmg/Tag
INH/Rifampicin	Pos. IGRA-Test bzw. Nachweis im Röntgen/CT Thorax	Bei mittelstarker IS, insbesondere bei TNF-Inhibitoren	INH: 300 mg für 9 Monate Rifampicin: 600 mg für 4 Monate
Entecavir oder Tenofovir	Durchgemachte Hepatitis B-Infektion	insbesondere unter RTX-Therapie	Je nach Stärke der Immunsupression und Status von anti-Hbs bzw. Hbs-Antigen/HBV-DNA indiziert

Tab. 9.1: Prophylaktische und supportive medikamentöse Therapien: Indikation und Dosis.
ASS = Acetylsalicylsäure; **MTX** = Methotrexat; **IVIG** = i.v. Immunglobuline; **HSV** = Herpes simplex Virus; **RTX** = Rituximab; **INH** = Isoniazid; **IGRA** = *Interferon-γ Release Assays.*

lon/Tag eine Prophylaxe mit Cotrimoxaziol/Trimethoprim erhalten, fehlende Kontraindikationen vorausgesetzt (☞ Tab. 9.1). Auch eine standardmäßige PJP-Prophylaxe bei Patienten mit einer RTX-Therapie auch unabhängig von der Steroiddosis wird diskutiert. Bedenkt man, dass eine Kolonisation mit PJP bei 25 % der Patienten mit Autoimmunerkrankungen besteht, aber nur 1,2 % der Patienten eine PJP-Pneumopathie entwickeln, scheint die Assoziation nicht allzu stark zu sein [7]. Wahrscheinlich ist die Berücksichtigung des Alters der Patienten, Nieren- und Lungenmanifestationen, vorhergehende Infektionen, T-Zell-Funktion und Anzahl der CD4-Zellen für die Indikation der PjP-Prophylaxe sinnvoll. Bis zur weiteren Klärung wird jedoch von Seiten der Expertengremien eine PJP-Prophylaxe für jeden Vaskulitispatienten mit einer RTX-Therapie empfohlen. Eine Prophylaxe mit Pentamin hat sich bei Unverträglichkeit von Cotrimoxaziol/Trimethoprim als nicht kosteneffektiv erweisen, kann in Einzelfällen dennoch sinnvoll sein.

Vor der Gabe von CYC und RTY sollte (insbesondere bei entsprechender Risikokonstellation) ein Quantiferon-Test als Screening auf eine latente TBC durchgeführt werden. Bei positivem Test und oder Nachweis post-spezifischer Veränderungen im Röntgen/CT-Bild sollte eine Prophylaxe mit INH (Dosis 300 mg plus Pyridoxin über 9 Monate) oder Rifampicin (Dosis 600 mg über 4 Monate) durchgeführt werden.

Besonders unter RTX besteht ein besonderes Risiko für eine Re-Aktivierung einer durchgemachten Hepatitis B. Entsprechende Screening-Untersuchungen (anti-Hbs, antiHBc, ggf. HBs-AG, HBV-DNA u.a.) müssen durchgeführt werden. Patienten mit Anhalt auf eine durchgemachte Infektion mit Hepatitis B sollten unter RTX-Therapie interdisziplinär (mit Infektiologen bzw. Hepatologen) gemanaged und engmaschig überwacht werden.

Die Einleitung einer antiviralen Therapie zur Prophylaxe einer HBV-Reaktivierung ist sowohl von dem serologischen Status (HBsAg+/Anti-HBc+ oder HBsAg-/Anti-HBc+) und der geplanten medikamentösen Therapie ab (siehe dazu auch die aktuelle AWMF-Empfehlung). Als prophylaktische Therapie einer HBV-Reaktivierung können Nukleos(t)idanaloga (Entecavir oder Tenofovir) eingesetzt werden (siehe hierzu auch die aktualisierte Hepatitis B Leitlinie (AWMF-Register-Nr. 021-11).

Unter Immunsupression kann es auch zu einer Re-Aktivierung bzw. Neuinfektion einer CMV- und/ oder HSV-Infektion kommen. Für beide Viruserkrankungen gibt es – insbesondere bei rezidivierenden Erkrankungen – Überlegungen zur Prophylaxe unter Immunsupression (mit Aciclovir bzw. Valaciclovir), dies sollte ggf. mit einem Infektiologen besprochen werden.

9.2.3. Immunglobulin-Substitution

Unter allen Immunsupressiva – besonders unter RTX und CYC, aber auch bei längerer und höher dosierter Steroidgabe – kann es zu einem sekundären Immunglobulinmangel kommen (besonders IgG und IgA). Es sollte deshalb alle 3 (-6) Monate der Spiegel der Immunglobuline gemessen werden. Eine Substitution analog zu den primären Immundefekten wird mit 10 g alle 4 Wochen ab einem Spiegel von <4 g/l ohne Infekte und <5 g/l beim Vorliegen von Infektionen empfohlen.

9.2.4. Tumorvorsorge-untersuchungen

Es wird unbedingt empfohlen, dass unter Immunsuppression alle gängigen Vorsorgeuntersuchungen inklusive Hautscreening durchgeführt werden, da unter Immunsuppressiva die Inzidenz bestimmter Tumore wie Lymphome und Hauttumore erhöht sein könnte.

9.2.5. Kardio- und zerebrovaskuläre Ereignisse

Die Gefahr für kardio- und zerebrovaskuläre Ereignisse ist bei Patienten mit einer Vaskulitis insbesondere einer Riesenzellarteriitis (RZA) deutlich erhöht. Die Gabe einer niedrigdosierten Therapie mit Acetylsalicylsäure (75-150 mg/Tag) ist mit einer Reduktion solcher Ereignisse assoziiert und sollte allen Patienten mit einer Riesenzellarteriitis und anderen bestehenden Risikofaktoren verschrieben werden, die diesbezüglich keine Kontraindikationen aufweisen.

Die Gabe von Statinen ohne begleitende Hyperlipoproteinämie scheint dagegen keinen signifikanten Einfluss auf die kardio- und zerebrovaskulären Ereignisse zu haben.

Patienten mit chronisch-entzündlich rheumatischen Erkrankungen haben generell ein erhöhtes Risiko für die Entstehung einer Arteriosklerose. Ein regelmäßiges Screening (u.a. Lipide, Blutdruck und Blutzucker) und ggf. eine fachärztliche Mitbehandlung wird deshalb empfohlen.

Bei einer renalen Mitmanifestation einer systemischen Vaskulitis ist eine konsequente RR-Einstellung auf Werte um 120/70 mmHG mittels RAAS-Blockade (ACE-Hemmer oder ATII-Blocker) empfohlen.

Zunehmend kommen bei Vaskulitispatienten mit renaler Beteiligung und/oder einer CNI auch sog. SGLT2-Inhibitoren zum Einsatz. Die Substanzklasse ist noch recht neu, so dass sie in den Empfehlungen und Leitlinien noch nicht abgebildet ist.

9.2.6. Kontrazeption

Eine sichere Kontrazeption ist für jeden männlichen und weiblichen Vaskulitispatienten zu empfehlen, so lange eine immunsuppressive Therapie erfolgt. Die Therapien können nicht nur die Fertilität beeinflussen, sondern im schlechtesten Fall auch teratogen wirken (gilt besonders für CYC, LEF und MTX).

In besonderen Fällen kann jedoch bei stabiler Remission auch trotz laufender immunsuppressiver Therapie (meist unter AZA) eine Schwangerschaft angestrebt werden. Dieses ist jedoch nur nach interdisziplinärer Absprache (Patient, Rheumatologie, Gynäkologie und ggf. Humangenetiker) möglich, wobei immer die Empfehlung der Fachgesellschaft bzw. die aktuellen Publikationen berücksichtigt werden sollte.

9.2.7. *Lifestyle*-Faktoren

Es liegen einzelne Daten vor, dass Nikotinkonsum generell das Risiko für urogenitale Neoplasien bei mit CYC vorbehandelten Patienten weiter steigen lässt und die Neoplasien schon bei geringeren kumulativen Dosen von CYC und vor allem früher auftreten [6]. Bei der Therapie anderer entzündlich-rheumatischer Erkrankungen konnte gezeigt werden, dass fortgesetzter Nikotinkonsum das Ansprechen auf Immunsuppressiva verringern kann. Patienten sollten zur Nikotinkarenz angehalten werden. Zu den weiteren *Lifestyle*-Maßnahmen zählen eine ausgewogene Ernährung, Gewichtsreduktion und körperliche Bewegung (siehe EULAR-Empfehlung). Dies sollte unbedingt angeregt und der Patient bei der Umsetzung unterstützt werden (z.B. Rezeptieren von Physiotherapie, Beantragung einer REHA etc.).

Es gibt zwar keine Evidenz für eine spezifische Diät bei Vaskulitiden, eine ausgewogene Ernährung ist aber zu empfehlen. Eine Ernährungsberatung kann sinnvoll sein.

9.3. Patienteninformation

9.3.1. Schulungen

Eine der wesentlichen supportiven Maßnahmen bei der Behandlung der Vaskulitiden ist die strukturierte Patientenschulung. Die Aufklärung des Patienten zählt zu den besten Strategien, um Krankheits- und Therapiekomplikationen zu vermeiden oder wenigstens früh zu erkennen. Leider entsprechen viele Schulungsunterlagen nicht dem notwendigen Sprachverständnis der Patienten [9]. In Deutschland etablierte sich eine der weltweit ersten strukturierten Patientenschulungen für Vaskulitispatienten; aufgebaut in 5 Modulen, was nachweislich nicht nur zu einem theoretischen Wissenssprung der Patienten, sondern auch einen positiven Einfluss auf den Krankheitsverlauf hat [9].

9.3.2. Selbsthilfegruppen und Internet

Neben der Information durch das medizinische Personal im Krankenhaus und Praxis sind Informationen von anderen Patienten besonders wertvoll für die Patienten. Sie helfen nicht nur bei dem Verständnis der Erkrankung, sondern vor allem bei der Krankheitsverarbeitung. Viele Patienten trauen sich nicht bestimmte Fragen im Rahmen der zeitlich meist sehr knapp gehaltenen Visite zu stellen. Selbsthilfegruppen oder Foren im Internet sind deshalb zwei häufig verwendete Informationsquellen, die den horizontalen Informationsfluss unterstützen.

Zu empfehlende links speziell für Vaskulitispatienten (Beispiele):

- Förderverein für Betroffene von GPA (Morbus Wegner) | John Grube Foundation: https://www.johngrube-foundation.com/

- Deutsche Rheuma-Liga Bundesverband e.V. mit Informationen (Broschüren, Merkblätter, Videos, Podcasts), Kontaktpersonen und Selbsthilfegruppen in den meisten Landesverbänden: www.rheuma-liga.de/seltene
- Informationen über Vaskulitiden über die Rheuma-Liga: https://www.rheuma-liga.de/rheuma/krankheitsbilder/vaskulitis
- Arbeitskreis Vaskulitis (Informationen, aktives Forum, Informationstagung): www.vaskulitis.org
- Rheumaliga Schweiz: https://www.rheumaliga.ch/
- Schweizerische Vereinigung für Grossgefäss- und ANCA-Vaskulitiden: VASAS – Vasculitis Association Switzerland – Vaskulitis, VASAS, Bern
- Netzwerk Autoimmunerkrankter(u.a. Informationen, Mut-mach Geschichten, Veranstaltungen): https://www.nik-ev.de/
- Englischsprachig: https://www.vasculitisfoundation.org/

9.4. Literatur

1. Yates M, Watts RA, Bajema IM et al EULAR/ERA-EDTA recommendations for the management of ANCA-associated vasculitis Annals of the Rheumatic Diseases 2016;75:1583-1594.

2. Hellmich B, Agueda A, Monti S et al. 2018 Update of the EULAR recommendations for the management of large vessel vasculitisAnnals of the Rheumatic Diseases 2020;79:19-30.

3. Gwinnutt JM, Wieczorek M, Balanescu A et al. 2021 EULAR recommendations regarding lifestyle behaviours and work participation to prevent progression of rheumatic and musculoskeletal diseases Annals of the Rheumatic Diseases Published Online First: 08 March 2022.

4. Hellmich B, Kausch I, Doehn C, Jocham D, Holl-Ulrich K, Gross WL. Urinary bladder cancer in Wegener's granulomatosis: is it more than cyclophosphamide? Ann Rheum Dis 2004;63(10):1183-5.

5. Leipe J, Holle JU, Weseloh C et al. Empfehlungen der Deutschen Gesellschaft für Rheumatologie zum Management der Glukokortikoid-induzierten Osteoporose. Z Rheumatol 2021;80:670-687.

6. AWMF online (2017) Prophylaxe, Diagnostik und Therapie der Osteoporose. https://www.awmf.org/uploads/tx_szleitlinien/183-001l_S3_Osteoporose-Prophylaxe-Diagnostik-Therapie_2019-02.pdf.

7. Besada E, Nossent JC. Should *Pneumocystis jiroveci* prophylaxis be recommended with Rituximab treatment in ANCA-associated vasculitis? Clin Rheumatol 2013; 32(11):1677-81.

8. Talar-Williams C, Hijazi YM, Walther MM, Linehan WM, Hallahan CW, Lubensky I, Kerr GS, Hoffman GS, Fauci AS, Sneller MC. Cyclophosphamide-induced cystitis and bladder cancer in patients with Wegener granulomatosis. Ann Intern Med 1996;124(5):477-84.

9. Herlyn K, Gross WL, Reinhold-Keller E. [Longitudinal effects of structured patient education programs for vasculitis patients]. Z Rheumatol 2008;67(3):206-10.

10. Wagner N, Assmus F, Arendt G, Baum E, Baumann U, Bogdan C, Burchard G, Föll D, Garbe E, Hecht J, Müller-Ladner U, Niehues T, Überla K, Vygen-Bonnet S, Weinke T, Wiese-Posselt M, Wojcinski M, Zepp F. Impfen bei Immundefizienz : Anwendungshinweise zu den von der Ständigen Impfkommission empfohlenen Impfungen. (IV) Impfen bei Autoimmunkrankheiten, bei anderen chronisch-entzündlichen Erkrankungen und unter immunmodulatorischer Therapie. Bundesgesundheitsblatt Gesundheitsforschung Gesundheitsschutz 2019;62(4):494-515.

Prognose

10. Prognose

10.1. Granulomatose mit Polyangiitis / Mikroskopische Polyangiitis

10.1.1. Mortalität

Vor der Einführung effektiver Therapien, hier insbesondere zunächst der GC und später der CYC-Therapie durch Fauci [1], verliefen die meisten Fälle von GPA im Laufe einiger Monate bis weniger Jahre infaust. Eine eindrucksvolle Beschreibung eines typischen Verlaufes findet sich von Walton [2]. Allerdings gab es auch schon frühe Berichte von weniger aggressiven "limitierten" Formen der GPA mit günstigerem Verlauf [3]. Das Langzeit-Outcome von GPA-Patienten einer ersten größeren Kohorte (n=158) wurde von Hoffman et al. im Jahr 1992 beschrieben [4]: Unter einer mindestens einjährigen Kombinationstherapie aus CYC und GC erreichten 75 Patienten (47 %) eine Vollremission, 91 Patienten (57 %) mindestens eine Teilremission; allerdings war die Langzeit-CYC-Therapie mit erheblichen Komplikationen behaftet: 43 % entwickelten eine hämorrhagische Cystitis, 2,8 % ein Blasenkarzinom und 2 % ein myelodysplastisches Syndrom. Auch die Rate an schweren Infektionen war mit 46 % hoch [4].

Für die MPA sind die historischen Verläufe schwerer zu beschreiben, da die MPA erst 1994 in der Nomenklatur eindeutig von der Polyarteriitis nodosa unterschieden und als eigenständige Entität erkannt wurde [5]. Die praktisch unbehandelten Verläufe dürften aber durch die zumeist dominante Nierenbeteiligung prognostisch ähnlich ungünstig gewesen sein, wie bei der GPA.

Durch die Einführung moderner Therapiestrategien und Medikamente konnte die Prognose bezüglich des Überlebens immer weiter verbessert werden. Die Evidenz für diese Therapiestrategien leitet sich dabei im Wesentlichen aus Ergebnissen randomisiert-kontrollierter Studien der EUVAS (*European Vasculitis Society*) ab [6]. Strategisch wichtige Verbesserungen waren eine Verkürzung der remissionsinduzierenden Phase unter CYC durch Wechsel auf weniger toxische und immunsuppressive Medikamente wie MTX und Azathioprin nach Eintritt in die Remission [7-11] und die Durchführung einer konsequenten remissionserhaltenden Therapie [7, 8, 11]. Schließlich trug die Einführung von Biologika, vor allem von Rituximab, zu einer Reduktion des NPL-Risikos bei gleicher Effektivität wie CYC (bei Remissionsinduktion) und bei höherer Effektivität im Vergleich zu konventionellen remissionserhaltenden Strategien wie Azathioprin und damit zu einer weiteren Optimierung der Therapie bei [12, 13].

Große deutsche Kohortenstudien bei GPA und MPA zeigten deutlich verbesserte Überlebensraten bei reduzierten Rezidivraten zwar noch unter Anwendung konventioneller Therapiestrategien, aber unter konsequenter Remissionsinduktion und -erhaltungstherapie. So war bei GPA-Patienten mit Erstdiagnose zwischen 1966 und 1993 eine Standardisierte Mortalitätsrate (SMR) von 2,1 (95%CI 1,34-3,25) auf, während sich die SMR einer Vergleichskohorte mit Diagnosestellung zwischen 1999 und 2002 auf 1,03 (95%CI 0,44-2,03) verbessert hatte [14]. Die MPA-Kohorte mit 144 Patienten wies eine SMR von 1,4 (95%CI 0,91-2,07) auf und war damit nicht signifikant erhöht [15]. Allerdings ist einschränkend zu bemerken, dass es sich hierbei um monozentrische Kohorten eines tertiären rheumatologischen Versorgungszentrums handelte. Die Langzeitmortalität ist unter Einbeziehung von Patienten aus nephrologischen und Primärversorgern noch immer erhöht, wie Daten der EUVAS [16] und eine Metaanalyse großer Kohortenstudien unter Einschluss der großen deutschen GPA-Kohorte und EGPA-Kohorte [17] zeigen: So betrug die SMR der EUVAS-Kohorte (aus den Studien CYCLOPS, CYCAZAREM, NORAM und MEPEX) 2,6 (95%CI 2,2-3,1). Ähnliche Mortalitätsraten bestätigten sich in der Metaanalyse großer Kohortenstudien (meta-SMR: 2,71; 95%CI 2,26-3,24) [17]. In einem kürzlich publizierten Langzeit-Auswertung der wichtigsten Studien der Europäischen Vaskulitisstudiengruppe (EUVAS) konnte herausgearbeitete werden, dass die Übersterblichkeit bei Patienten mit GPA oder MPA über die Jahre ansteigt: im ersten Jahr nach Diagnosestellung bestand – verglichen zur Normalbevölkerung – eine Übersterblichkeit von 14 %. Nach 10 Jahren betrug die Übersterblichkeit

20 % und nach 15 Jahren 29 % [18]. Das mittlere Überleben lag in dieser Analyse bei 17,8 Jahren [18]. Die Gründe für die im Verlauf ansteigende Übersterblichkeit sind unklar. Zudem ist über die Beobachtungsjahre ein starker Wandel der Todesursachen zu konstatieren. Im Langzeit-Follow-up ist die Vaskulitis selbst als Todesursache in den Hintergrund getreten. Haupttodesursachen sind im Langzeit-*Follow-up* Infektionen (26 %), gefolgt von kardiovaskulären Erkrankungen (14 %) und Malignomen (13 %) [18]. Die frühe Mortalität wird vor allem durch therapieassoziierte Komplikationen, in erster Linie Infektionen verursacht. So verstarben nach der EUVAS-Auswertung zur "Frühmortalität" 10,7 % aller Patienten. 50 % der Todesursachen waren Infektionen, bei 14 % der Verstorbenen war eine aktive Vaskulitis als Todesursache zu nennen [19].

10.1.2. Prognostische Faktoren

10.1.2.1. Prognostische Faktoren in Bezug auf die Mortalität

Die französische Vaskulitisstudiengruppe konnte an einer großen Kohorte von Vaskulitispatienten Faktoren identifizieren, die mit einer erhöhten Mortalität einhergehen ("*Five Factors Score revisited*"). In dieser Studie werden die 5-Jahres-Mortalitätsraten für die GPA mit 13 % und die MPA mit 27 % angegeben. Faktoren, die mit erhöhter Mortalität assoziiert gefunden wurden, waren ein Alter über 65, eine Herz- oder Nierenbeteiligung (Niereninsuffizienz) und eine Beteiligung des Gastrointestinaltraktes [20]. Isoliert für GPA und MPA betrachtet waren die Niereninsuffizienz und das Alter über 65 signifikant mit erhöhter Mortalität verbunden [20]. Eine Auswertung aus 5 europäischen RCTs weist auch darauf hin, dass eine persistierende Proteinurie einen Risikofaktor für Tod oder HD-pflichtige Niereninsuffizienz mit einer deutlich erhöhten HR darstellt (HR 3,06; 95%CI 10,9-8,59) [21]. Interstitielle Lungenbeteiligungen, die insbesondere bei der MPA gefunden werden (bei 15,3% im Langzeit-Follow-up), sind ebenfalls mit einer deutlich erhöhten Sterblichkeit assoziiert (HR 4,04; 95%CI 1,21-13,45) [15].

Die neueste Langzeit-Analyse der EUVAS-Studien aus 2023 bestätigte neben höherem Alter und niedrigerer GFR auch niedrige Thrombozytenzahlen und männliches Geschlecht als Faktoren für eine erhöhte Mortalität [18].

Niereninsuffizienz

Der Nierenbeteiligung bzw. Niereninsuffizienz kommt aufgrund der ihrer hohen Frequenz als Organbeteiligung bei GPA und MPA und ihrer ungünstigen Prognose eine besondere Bedeutung zu: Bei MPA und GPA ist initial bei 50 bis 80 % der Patienten mit einer Nierenbeteiligung zu rechnen. Dabei besteht in 24 % bis 38 % bereits eine Niereninsuffizienz (z.B. definiert als stabiles Serumkreatinin >1,7 mg/dl). In größeren, unselektierten GPA-Kohorten waren nach 5-jährigem Follow-up 4-10 % der Patienten dialysepflichtig [14, 20]. Bei vorselektiertem Patientengut, wie in die bisher größten AAV-RCT, dem PEXIVAS-Trial, ist das Outcome deutlich schlechter: hier wurden Patienten mit einer initialen GFR unter 50 ml/min eingeschlossen. Bei einer Letalität von 14 % im ersten Jahr waren am Ende der Studie 23 % der überlebenden Patienten unabhängig von der Intervention dauerhaft dialysepflichtig [22].

Eine große Metaanalyse aus Kohortenstudien (22 Studien an 952 Patienten mit >360 Personenjahren an Follow-up) zeigt eindrücklich, dass AAV-Patienten mit HD-pflicht ein deutlich reduziertes Langzeitüberleben haben: Die gepoolte Mortalitätsrate lag bei 10,90 auf 100 Personenjahre mit einer gepoolten 1-Jahres-Überlebensrate von 80,9 % (95%CI: 75,6-86,1) und einer 5-Jahres-Überlebensrate von nur 61,0 % (95%CI: 46,0-76,0) [23].

Die Ergebnisse nach Nierentransplantation sind bei AAV vergleichbar zu denen aus anderen Gründen [24].

10.1.2.2. Prognostische Faktoren in Bezug auf Refraktärität ("*treatment resistance*")

Therapierefraktärität, also fehlendes oder nicht ausreichende Ansprechen auf eine primäre Induktionstherapie, wird mit einer Frequenz von 10,7-23 % in älteren Kohorten angegeben, in denen selektiert Aspekte wie Refraktärität und Rezidivraten adressiert wurden und die Patienten konventionelle Therapiestrategien erhielten. Als prognostische Faktoren für eine Refraktärität wurden eine Nierenbeteiligung bzw. höhere Kreatininspiegel [25-27], eine höhere BSG angegeben und Alter identifiziert, wobei die *Odds Ratios* (ORs) jeweils nur gering erhöht waren bzw. nur ein geringes Signifikanzniveau vorlag: Bei Liet al. [25] waren höhere Kreatininspiegel mit einer OR von nur 1,087 (95%CI 1,001-1,180; p=0,047) und eine höhere BSG mit einer OR von 1,009 (95%CI 1,001-1,018; p=0,025) assoziiert; bei Pagnoux et al. [27] wies der prognostische Faktor Alter pro 10 Jahre eine OR von 1,32 (95%CI 1,05-1,66) auf.

Weitere mögliche Faktoren einer Therapieresistenz, die im Rahmen von Kohortenauswertungen einer französischen und einer amerikanischen Kohorte von Pagnoux et al. [27] identifiziert wurden, aber jeweils nur in einer der Kohorten zu finden waren, sind weibliches Geschlecht, afroamerikanische Herkunft und erhöhtes Kreatinin.

10.1.2.3. Prognostische Faktoren in Bezug auf die Rezidivrate

Eine im Jahr 2021 publizierte große Metaanalyse aus Kohortenstudien mit insgesamt 6236 GPA-/MPA-Patienten, die zur Remissionsinduktion CYC erhalten hatten, ergab kumulative Rezidivraten (CRR) von 12 % nach 1 Jahr, 33 % nach 3 Jahren und 47 % nach 5 Jahren [28]. Die Rezidivraten sind damit noch immer hoch. Es ist allerdings zu beachten, dass diese Kohortenstudien in der Regel konventionelle Immunsuppressiva angewendet haben und die Erhaltungstherapien und -dauer nach Induktion heterogen war; Langzeit-Kohortenstudien zum Outcome von Patienten mit RTX-Induktions- und Erhaltungstherapie, die niedrigere Rezidivraten erwarten lassen, liegen zurzeit noch nicht vor.

Seit langem ist bekannt, dass Patienten mit positivem PR3-ANCA ein erhöhtes Rezidivrisko haben [26, 27, 29], wenngleich die Daten eher auf geringe Risikoerhöhungen hinweisen: Bei Walsh et al. [29] war eine PR3-ANCA-Positivität mit einer HR für Rezidive von 1,62 (95%CI 1,39-1,89) assoziiert; weitere Publikationen bestätigen diese Daten im wesentlichen: bei Hogan et al. [26] lag die HR für Rezidive bei PR3-ANCA-Positivität bei 1,87 (95%CI 1,11-3,14), bei Pagnoux et al. [27] war diese ebenfalls ähnlich erhöht (HR 1,77; 95%CI 1,10-2,57 bzw. 1,66; 95%CI 1,15-2,39).

Typische Organbeteiligungen, die ebenfalls mit einer gering erhöhten Rezidivrate einhergehen sind die Beteiligung von Lunge [25-27] und oberen Atemwegen (vgl. Hogan et al.: HR für Rezidive bei Lungenbeteiligung: 1,71 (95%CI 1,04-2,88) und HR bei einer Beteiligung der oberen Atemwege: 1,72 (95%CI 1,04-1,88)). Walsh et al. [29] identifizierten auch eine kardiovaskuläre Beteiligung als Risiko für Rezidive (HR 1,59; 95%CI 1,07-2,37).

Hingegen sind höhere Kreatininspiegel (im Vergleich zu einem niedrigen Baseline-Kreatinin von 100 mol/l) möglicherweise mit einem niedrigeren Rezidivrisiko assoziiert (Walsh et al.: HR 0,81; 95%CI 0,77-0,85) [29], sind also protektiv. Daten aus 5 europäischen RCTs ergaben außerdem, dass eine persistierende Proteinurie oder Hämaturie mit einem erhöhten Rezidivrisiko einhergeht (adjustierte "*subdistribution*" HR 2,16 (95%CI 1,13-4,11) bzw. HR 2,22 (95%CI 1,16-4,24)) [21].

In Metaanalyse aus 2021 wurden diese bereits identifizierten Risikofaktoren für Rezidive weitgehend bestätigt, nämlich Positivität für PR3-ANCA, ANCA-Anstieg, extrarenale Manifestationen (wie Lungen-, kardiovaskuläre, obere Atemtrakt- und gastrointestinale Beteiligung), i.v. CYC-Induktion (im Vergleich zur oralen CYC-Induktion) und kürzere Erhaltungstherapie. Zudem waren Alter und Anteil an GPA-Patienten in der jeweiligen Kohorte mit einer erhöhten CCR nach 1 und 5 Jahren assoziiert [28].

10.1.3. Chronischer Organschaden ("*Damage*")

Die Lebensqualität von AAV-Patienten wird weiterhin durch chronische Organschäden eingeschränkt, die sich teilweise auch auf die Mortalität auswirken. Chronische Organschäden können dabei durch die Erkrankung selbst entstehen oder eine Therapiefolge sein. Eine systematische Analyse chronischer Organschäden wurde anhand gepoolter Daten des *Vasculitis Damage Index* (VDI) von 535 Patienten aus mehreren EUVAS-Studien untersucht [30]. Hiernach ist ein hoher Organschaden mit höherem Lebensalter, niedrigerer GFR, höherer Krankheitsaktivität (gemessen am BVAS) und höherem GC-Gebrauch und Anzahl an Rezidiven assoziiert. Im Median wiesen die Patienten im Langzeit-Follow-Up immerhin 3 verschiedene Organschäden aus dem VDI auf (IQR 2-5). Die häufigsten Organschäden waren dabei eine GFR <50 ml/min und eine arterielle Hypertension (jeweils >40 %), gefolgt von Proteinurie (40 %), chronischer endonasaler Symptomatik (Krusten, Obstruktion) (ca. 28 %), Hörverlust (ca. 19 %), und Polyneuropathie mit ca. 18 %. Typische GC-induzierte Therapiekomplikationen waren die Osteoporose (ca. 15 %) und Diabetes (ca. 11 %). Malignome traten in ca. 12 % der Patienten auf [30]. Auch in Bezug auf diese Datenauswertung ist anzumerken, dass die Patienten ausschließlich konventionelle Immunsuppressiva inkl. Cyclophosphamid erhalten hatten. Medikamente wie Rituximab und Avacopan, die möglicherweise zu einer Reduktion des Malignomrisikos oder der GC-induzierten Organschäden führen, waren zum Zeitpunkt der Studien noch nicht verfügbar bzw. wurden nicht verwendet.

Hinzuweisen ist auch auf das erhöhte kardiovaskuläre und thromboembolische Risiko, das Patienten mit AAV aufweisen [31, 32]. Eine populationsbasierte Studie aus den USA, die neben GPA- und MPA-Patienten auch EGPA-Patienten einschloss, berichtete eine HR für kardiovaskuläre Erkrankungen von 3,15 (95%CI 1,51-6,57). Dabei ist neben einem erhöhten Risiko für kardiale Ereignisse (HR 2,96 (95%CI 1,42-6,15) insbesondere das erhöhte Risiko für zerebrovaskuläre Ereignisse hervorzuheben (HR 8,16; 95%CI 2,45-27,15) [32], das sich allerdings in einer anderen Kohorte (ausschließlich aus GPA-Patienten) nicht fand [31].

Zudem scheint auch das thromboembolische Risiko deutlich erhöht zu sein (HR 3,26; 95%CI 0,84-12,60), was insbesondere auf das erhöhte Risiko für Thrombosen (HR 6,25; 95%CI 1,16-33,60), aber nicht pulmonale Embolien zurückzuführen war [32]. Hierbei ist unklar, ob die Erkrankung selbst oder die Therapie oder beides zu diesen Risiken beitragen.

10.1.4. Malignomrisiko

Das Malignomrisiko ist nach Kohortenstudien, die im wesentlichen konventionelle Therapiestategien (inklusive CYC) beinhalteten, gering erhöht und zu einem großen Teil auf nicht melanotische Hauttumore zurückzuführen: Eine große Metaanalyse, in die auch die große deutsche GPA-Kohorte einging [33], ergab eine gepoolte SIR von 1,74 (95%CI 1,37-2,21). Die häufigsten Neoplasien waren nicht-melanotische Hauttumore (SIR 5,18; 95%CI 3,47-7,73), Leukämien (SIR 4,89; 95%CI 2,93-8,16) und Blasenkarzinome (SIR 3,84; 95%CI 0,7-2,27).

Cyclophosphamid scheint dabei der wesentliche Faktor für die erhöhten Neoplasieraten zu sein [34, 35]. Farschou et al. zeigten, dass das NPL-Risiko bei Patienten, die kein CYC erhalten hatten oder solche, die <36 g erhalten hatten, nur in Bezug auf nicht-melanotische Hauttumore, aber ansonsten nicht erhöht war [35]. Es bleibt abzuwarten, ob Patienten, die sich unter einer langfristigen Therapiestrategie mit Biologika (z.B. Rituximab-Induktion und -Erhaltung) befinden, ein erhöhtes Tumorrisiko haben. Erste Daten aus einer britischen Kohortenstudie an einem tertiären Überweisungszentrum (mit 323 Patienten, mittleres Follow-up 5,6 Jahre) zeigten, dass Patienten bei einer gering erhöhten Gesamt-SIR von 1,89 (95%CI 1,38-2,53) diejenigen Patienten, die mit CYC behandelt wurden, ein erhöhtes Risiko im Vergleich zur Normalbevölkerung hatten (SIR 3,1; 95%CI 2,06-4,48), wohingegen diejenigen Patienten, die mit RTX behandelt wurden, kein signifikant erhöhtes Risiko hatten (SIR 0,67; 95%CI 0,08-2,43) [36].

10.2. EGPA

10.2.1. Mortalität und prognostische Faktoren

Die Mortalität ist nach unterschiedlichen Kohortenanalysen bei der EGPA besser als bei den anderen AAV, wobei zu berücksichtigen ist, dass die Datenbasis prinzipiell wegen der Seltenheit der EGPA deutlich schmaler ist. Darüber hinaus zeichnet sich auch bei der EGPA ein Trend zu besseren Mortalitätsraten in den jüngeren Studien ab: in einer französischen Analyse veröffentlicht 2011 wird die 5-Jahres-Mortalität mit 14 % angegeben, während eine große nordamerikanische Studie, 2021 veröffentlich, diese mit 4 % angibt [20, 37]. Eine monozentrische deutsche Studie gibt die 10-Jahres-Mortalität mit 11 % an und konnte damit gegenüber der Normalbevölkerung keine erhöhte Sterblichkeit mehr nachweisen (SMR 1,29; 95%CI 0,66-2,12) [38].

Wie bei den anderen AAV ist ein höheres Lebensalter mir erhöhter Mortalität assoziiert. Die bei GPA und MPA prognostisch ungünstige Nierenbeteiligung spielt bei der EGPA eine geringere Rolle, zumal sie deutlich seltener auftritt. Die einzige mit einer signifikant erhöhten Sterblichkeit assoziierte Organmanifestation ist hier die Herzbeteiligung mit Insuffizienz. Nach der genannten deut-

Outcome	Parameter
Mortalität	
SMR (GPA/MPA) (nach [17], Metaanalyse)	• 2,6 (95%CI: 2,2-3,1) unter konventioneller Immunsuppression
Malignomrisiko	
gepoolte SIR (GPA, MPA, EGPA) (nach [33], Metaanalyse)	• 1,74 (95%CI: 1,37-2,21) unter konventioneller Immunsuppression
Sonstige Risiken	
sonstige erhöhte Risiken für:	• Kardiovaskuläre Ereignisse [31, 32] • Thromboembolische Ereignisse [31, 32]
Rezidivrate (GPA/MPA)	
kumulative Rezidivraten (CCR) • nach 1 Jahr • nach 3 Jahren • nach 5 Jahren	(nach [28], Metaanalyse) • 12 % • 33 % • 47 %
Prognostische Faktoren	
für erhöhte Sterblichkeit	• Nierenbeteiligung/-insuffizienz, persistierende Proteinurie [18, 20, 21] • Herzbeteiligung [20] • GI-Beteiligung [20] • ILD bei MPA [15] • Alter [18, 20]
für Refraktärität ("*treatment resistance*")	• Höhere BSG [25] • Nierenbeteiligung/Höhere Kreatininspiegel [25-27]
für Rezidive	• PR3-ANCA-Positivität [26-29] • Lungenbeteiligung [25-29] • Beteiligung der oberen Atemwege[25, 28] • Kardiovaskuläre Beteiligung [28, 29] • Persistierende Proteinurie und Hämaturie [21] • Induktion mit i.v. CYC (im Vergleich zu CYC p.o.) [28] • Kürzere Remissionserhaltung [28]
Frequenz von Organschäden	
Organschäden (%) unter konventioneller Immunsuppression (nach [30])	• GFR <50 ml/min >40 % • Hypertension >40 % • Proteiunurie 40 % • Hörverlust (ca. 19 %) • PNP (ca. 18 %) • Osteoporose (ca. 15 %) • Diabetes (ca. 11 %)

Tab. 10.1: Zusammenfassung der wichtigsten Outcome-Daten und prognostischen Parameter.

schen Kohortenstudie beträgt die SMR hierbei 3,06 (95%CI 1,10 6,00) [38].

10.3. Lebensqualität

AAV-Patienten haben gegenüber gesunden Kontrollgruppen eine reduzierte gesundheitsbezogene Lebensqualität. Dabei bestehen offenbar nur lose Zusammenhänge mit objektivierbaren Organschäden, wie sie z.B. im VDI erfasst werden. Nur Beteiligungen und Schäden der peripheren Nerven und des HNO-Bereiches korrelieren mit einer deutlich verminderten gesundheitsbezogenen Lebensqualität. In zahlreichen Untersuchungen stellte sich Fatigue als gravierendster und von der Krankheitsaktivität unabhängiger Faktor dar. Weitere wichtige Aspekte, die zu Einschränkungen der Lebensqualität führen, sind Schlafstörungen und Verstimmtheit, bzw. Depressionen [39, 40].

Zusammenfassend konnte über die letzten Dekaden eine deutliche Verbesserung der Prognose von AAV-Patienten erreicht werden. Die unmittelbare Sterblichkeit durch Vaskulitisaktivität wurde stark zurückgedrängt, so dass heute besonders die therapieassoziierten Folgen beachtet werden sollten. Dabei stehen in der Phase der Remissionsinduktion Infektionen im Vordergrund, während im Langzeitverlauf neben Infektionen auch Malignome und kardiovaskuläre Erkrankungen bedeutsam sind. Es ist anzunehmen, dass heute diagnostizierte Patienten diesbezüglich stark von neuen Therapieoptionen, wie Rituximab und Avacopan bei GPA/MPA oder Mepolizumab bei EGPA profitieren werden, die vor allem zur Verringerung der akuten und kumulativen GC-Dosen und der damit verbundenen Komplikationen führen werden.

10.4. Literatur

1. Fauci AS, Wolff SM, Johnson JS. Effect of cyclophosphamide upon the immune response in Wegener's granulomatosis. N Engl J Med. 1971;285(27):1493-6.

2. Walton EW, Leggat PO. Wegener's granulomatosis. J Clin Pathol. 1956;9(1):31-7.

3. Carrington CB, Liebow A. Limited forms of angiitis and granulomatosis of Wegener's type. Am J Med. 1966; 41(4):497-527.

4. Hoffman GS, Kerr GS, Leavitt RY, Hallahan CW, Lebovics RS, Travis WD, et al. Wegener granulomatosis: an analysis of 158 patients. Ann Intern Med. 1992;116(6): 488-98.

5. Jennette JC, Falk RJ, Andrassy K, Bacon PA, Churg J, Gross WL, et al. Nomenclature of systemic vasculitides. Proposal of an international consensus conference. Arthritis Rheum. 1994;37(2):187-92.

6. Hellmich B, Sanchez-Alamo B, Schirmer JH, Berti A, Blockmans D, Cid MC, et al. EULAR recommendations for the management of ANCA-associated vasculitis: 2022 update. Ann Rheum Dis. 2023.

7. Jayne D RN, Andrassy K, Bacon P, Cohen Tervaert JW Dadonienė J et al. A randomised trial of maintenance for vasculitis associated with antineutrophil cytoplasmic autoantibodies. N Engl J Med. 2003;349:36-44.

8. Hiemstra TF, Walsh M, Mahr A, Savage CO, de Groot K, Harper L, et al. Mycophenolate mofetil vs azathioprine for remission maintenance in antineutrophil cytoplasmic antibody-associated vasculitis: a randomized controlled trial. JAMA. 2010;304(21):2381-8.

9. Jones RB, Hiemstra TF, Ballarin J, Blockmans DE, Brogan P, Bruchfeld A, et al. Mycophenolate mofetil versus cyclophosphamide for remission induction in ANCA-associated vasculitis: a randomised, non-inferiority trial. Ann Rheum Dis. 2019;78(3):399-405.

10. De Groot K, Rasmussen N, Bacon PA, Tervaert JW, Feighery C, Gregorini G, et al. Randomized trial of cyclophosphamide versus methotrexate for induction of remission in early systemic antineutrophil cytoplasmic antibody-associated vasculitis. Arthritis Rheum. 2005; 52(8):2461-9.

11. Pagnoux C MA, Hamidou MA, Boffa JJ, Ruivard M, Ducroix JP et al. . Azathioprine or Methotrexate maintenance for ANCA-associated vasculitis. N Engl J Med. 2008;359:2790-803.

12. Stone JH MP, Spiera R, Seo P, Langford CA, Hoffman GS, Kallenberg CG, St Clair EW, Turkiewicz A, Tchao NK, Webber L, Ding L, Sejismundo LP, Mieras K, Weitzenkamp D, Ikle D, Seyfert-Margolis V, Mueller M, Brunetta P, Allen NB, Fervenza FC, Geetha D, Keogh KA, Kissin EY, Monach PA, Peikert T, Stegeman C, Ytterberg SR, Specks U. Rituximab versus cyclophosphamide for ANCA-associated vasculitis. N Engl J Med. 2010;363(2): 221-32.

13. Guillevin L, Pagnoux C, Karras A, Khouatra C, Aumaitre O, Cohen P, et al. Rituximab versus azathioprine for maintenance in ANCA-associated vasculitis. N Engl J Med. 2014;371(19):1771-80.

14. Holle JU, Gross WL, Latza U, Nolle B, Ambrosch P, Heller M, et al. Improved outcome in 445 patients with Wegener's granulomatosis in a German vasculitis center over four decades. Arthritis Rheum. 2011;63(1):257-66.

15. Schirmer JH, Wright MN, Vonthein R, Herrmann K, Nolle B, Both M, et al. Clinical presentation and long-term outcome of 144 patients with microscopic polyan-

giitis in a monocentric German cohort. Rheumatology (Oxford). 2016;55(1):71-9.

16. Flossmann O, Berden A, de Groot K, Hagen C, Harper L, Heijl C, et al. Long-term patient survival in ANCA-associated vasculitis. Ann Rheum Dis. 2011;70(3):488-94.

17. Tan JA, Dehghan N, Chen W, Xie H, Esdaile JM, Avina-Zubieta JA. Mortality in ANCA-associated vasculitis: ameta-analysis of observational studies. Ann Rheum Dis. 2017;76(9):1566-74.

18. Sanchez Alamo B, Moi L, Bajema I, Faurshou M, Flossmann O, Hauser T, et al. Long-term outcomes and prognostic factors for survival of patients with ANCA-associated vasculitis. Nephrol Dial Transplant. 2023.

19. Little MA, Nightingale P, Verburgh CA, Hauser T, De Groot K, Savage C, et al. Early mortality in systemic vasculitis: relative contribution of adverse events and active vasculitis. Ann Rheum Dis. 2010;69(6):1036-43.

20. Guillevin L, Pagnoux C, Seror R, Mahr A, Mouthon L, Toumelin PL, et al. The Five-Factor Score revisited: assessment of prognoses of systemic necrotizing vasculitides based on the French Vasculitis Study Group (FVSG) cohort. Medicine (Baltimore). 2011;90(1):19-27.

21. Benichou N, Charles P, Terrier B, Jones RB, Hiemstra T, Mouthon L, et al. Proteinuria and hematuria after remission induction are associated with outcome in ANCA-associated vasculitis. Kidney Int. 2023.

22. Jayne D, Walsh M, Merkel PA, Peh CA, Szpirt W, Puechal X, et al. Plasma exchange and glucocorticoids to delay death or end-stage renal disease in anti-neutrophil cytoplasm antibody-associated vasculitis: PEXIVAS non-inferiority factorial RCT. Health Technol Assess. 2022;26(38):1-60.

23. Pope V, Sivashanmugathas V, Moodley D, Gunaratnam L, Barra L. Outcomes in ANCA-associated vasculitis patients with end-stage kidney disease on renal replacement therapy-A meta-analysis. Semin Arthritis Rheum. 2023;60:152189.

24. Moran S, Little MA. Renal transplantation in antineutrophil cytoplasmic antibody-associated vasculitis. Curr Opin Rheumatol. 2014;26(1):37-41.

25. Li ZY, Chang DY, Zhao MH, Chen M. Predictors of treatment resistance and relapse in antineutrophil cytoplasmic antibody-associated vasculitis: a study of 439 cases in a single Chinese center. Arthritis Rheumatol. 2014;66(7):1920-6.

26. Hogan SL, Falk RJ, Chin H, Cai J, Jennette CE, Jennette JC, et al. Predictors of relapse and treatment resistance in antineutrophil cytoplasmic antibody-associated small-vessel vasculitis. Ann Intern Med. 2005;143(9):621-31.

27. Pagnoux C, Hogan SL, Chin H, Jennette JC, Falk RJ, Guillevin L, et al. Predictors of treatment resistance and relapse in antineutrophil cytoplasmic antibody-associated small-vessel vasculitis: comparison of two independent cohorts. Arthritis Rheum. 2008;58(9):2908-18.

28. He P, Hu JP, Tian XJ, He LJ, Sun SR, Huang C. Prevalence and risk factors of relapse in patients with ANCA-associated vasculitis receiving cyclophosphamide induction: a systematic review and meta-analysis of large observational studies. Rheumatology (Oxford). 2021; 60(3):1067-79.

29. Walsh M, Flossmann O, Berden A, Westman K, Hoglund P, Stegeman C, et al. Risk factors for relapse of antineutrophil cytoplasmic antibody-associated vasculitis. Arthritis Rheum. 2012;64(2):542-8.

30. Robson J, Doll H, Suppiah R, Flossmann O, Harper L, Hoglund P, et al. Glucocorticoid treatment and damage in the anti-neutrophil cytoplasm antibody-associated vasculitides: long-term data from the European Vasculitis Study Group trials. Rheumatology (Oxford). 2015; 54(3):471-81.

31. Faurschou M, Obel N, Baslund B. High risk of pulmonary embolism and deep venous thrombosis but not of stroke in granulomatosis with polyangiitis (Wegener's). Arthritis Care Res (Hoboken). 2014;66(12):1910-4.

32. Berti A, Matteson EL, Crowson CS, Specks U, Cornec D. Risk of cardiovascular disease and venous thromboembolism among patients with incident ANCA-associated vasculitis: A 20-year population-based cohort study. Mayo Clin Proc. 2018;93(5):597-606.

33. Shang W, Ning Y, Xu X, Li M, Guo S, Han M, et al. Incidence of cancer in ANCA-associated vasculitis: A meta-analysis of observational studies. PLoS One. 2015; 10(5):e0126016.

34. Heijl C, Harper L, Flossmann O, Stucker I, Scott DG, Watts RA, et al. Incidence of malignancy in patients treated for antineutrophil cytoplasm antibody-associated vasculitis: follow-up data from European Vasculitis Study Group clinical trials. Ann Rheum Dis. 2011; 70(8):1415-21.

35. Faurschou M, Mellemkjaer L, Voss A, Keller KK, Hansen IT, Baslund B. Prolonged risk of specific malignancies following cyclophosphamide therapy among patients with granulomatosis with polyangiitis. Rheumatology (Oxford). 2015;54(8):1345-50.

36. van Daalen EE, Rizzo R, Kronbichler A, Wolterbeek R, Bruijn JA, Jayne DR, et al. Effect of rituximab on malignancy risk in patients with ANCA-associated vasculitis. Ann Rheum Dis. 2017;76(6):1064-9.

37. Doubelt I, Cuthbertson D, Carette S, Chung SA, Forbess LJ, Khalidi NA, et al. Clinical manifestations and long-term outcomes of eosinophilic granulomatosis

with polyangiitis in North America. ACR Open Rheumatol. 2021;3(6):404-12.

38. Moosig F, Bremer JP, Hellmich B, Holle JU, Holl-Ulrich K, Laudien M, et al. A vasculitis centre based management strategy leads to improved outcome in eosinophilic granulomatosis and polyangiitis (Churg-Strauss, EGPA): monocentric experiences in 150 patients. Ann Rheum Dis. 2013;72(6):1011-7.

39. Mercuzot C, Letertre S, Daien CI, Zerkowski L, Guilpain P, Terrier B, et al. Comorbidities and health-related quality of life in Patients with Antineutrophil Cytoplasmic Antibody (ANCA) - associated vasculitis. Autoimmun Rev. 2021;20(1):102708.

40. Basu N, McClean A, Harper L, Amft EN, Dhaun N, Luqmani RA, et al. The characterisation and determinants of quality of life in ANCA associated vasculitis. Ann Rheum Dis. 2014;73(1):207-11.

11. Abkürzungsverzeichnis

Abkürzung	Bedeutung
AAV	ANCA-assoziierte Vaskulitis
ACR	American College of Rheumatology
ALAT	Alanin-Aminotransferase
ANCA	Anti-Neutrophile Zytoplasmatische Autoantikörper
AZA	Azathioprin
BAL	Bronchoalveoläre Lavage
BSG	Blutkörperchensenkungsgeschwindigkeit
BVAS	Birmingham-Vaskulitis-Aktivitäts-Score
CHCC	*Chapel Hill Consensus Conference*
CI	*Confidence Interval*
CMV	Zytomegalievirus
CRP	C-reaktives Protein
CT	Computertomographie
CVRF	*Cardiovascular Risk Factors*
CYC	Cyclophosphamid
DEI	*Disease Extent Index*
DGRh	*Deutsche Gesellschaft für Rheumatologie*
EGPA	Eosinophile Granulomatose mit Polyangiitis
EKG	Elektrokardiogramm/-graphie
ELISA	*Enzyme-linked Immunosorbent Assay*
EMG	Elektromyografie
EULAR	*European League Against Rheumatism*
EUVAS	*European Vasculitis Study Group*
GBM	Glomeruläre Basalmembran
GC	Glukokortikoide
GPA	Granulomatose mit Polyangiitis
GFR	Glomeruläre Filtrationsrate
γGT	Gamma-Glutamyl-Transferase
HCV	Hepatitis C-Virus
HES	Hypereosinophile Syndrome
HIV	Humanes Immundefizienzvirus
HR	*Hazard Ratio*
IFT	Immunfluoreszenztechnik
IL	Interleukin
IVIG	intravenöse Immunglobuline
KG	Körpergewicht
KGV	Kleingefäßvaskulitis
Krea	Kreatinin
LEF	Leflunomid
MCP	Metoclopramid

Abkürzung	Bedeutung
MDRD	*Modification of Diet in Renal Disease*
MMF	Mycophenolat-Mofetil
MPA	Mikroskopische Polyangiitis
MPO-ANCA	Myeloperoxidase-spezifischer ANCA
MRT	Magnetresonanztomographie
MTX	Methotrexat
NET	*Neutrophil Extracellular Traps*
NLG	Nervenleitgeschwindigkeit
NSAR	Nichtsteroidale Antirheumatika
NT-pro-BNP	N-terminales *Brain Natriuretic-Peptid*
PAN	Polyarteriitis nodosa
PJ	*Pneumocystis jerovecii*
PLEX	*plasma exchange*/Plasmaaustausch
PNP	Polyneuropathie
PR3-ANCA	Proteinase 3-spezifischer ANCA
PSV	Primär systemische Vaskulitiden
RA	Rheumatoide Arthritis
RCT	*randomised controlled trial*
RPGN	Rapid-progressive nekrotisierende Glomerulonephritis
RTX	Rituximab
RZA	Riesenzellarteriitis
S.- ...	Serum- ...
SLE	Systemischer Lupus erythematodes
STIKO	Ständige Impfkommission
TNF	Tumornekrosefaktor
TPMT	Thiopurin-S-Methyltransferase
T/S	Trimethoprim/Sulfomethoxazol
VCRC	*Vasculitis Clinical Research Consortium*
VDI	*Vasculitis Damage Index*
VZV	Varicella-Zoster-Virus
ZNS	Zentralnervensystem

Index

O

P

R

S

T

V

Z